JN496694

림프드레니지 이론 및 실습 개정4판

Grundlagen der manuellen Lymphdrainage 4. Auflage

Michael Földi　　Roman Stössenreuther

림프드레니지 이론 및 실습

개정4판

Grundlagen der manuellen Lymphdrainage

4., überarbeitete Auflage

ELSEVIER
URBAN & FISCHER

URBAN & FISCHER
München · Jena

영 문 출 판 사

■ **역자** (가나다순)

김경애 한양대학교 사회교육원 외래교수
김수미 경복대학 피부미용과 교수
김수연 서울예술종합학교 뷰티예술학부 피부미용과 교수
김지영 경복대학 피부미용과 교수
김효철 원광디지털대학교 한방미용예술학과 교수
박영미 원광디지털대학교 한방미용예술학과 외래교수
성기석 경희대학교 대체요법과정 주임교수

"Grundlagen der manuellen Lymphdrainage"
4. Auflage, ISBN 978-3-437-45363-2
by Michael Földi, Roman Stössenreuther

림프드레니지 이론 및 실습

개정4판

2011년 10월 21일 초판인쇄
2011년 10월 28일 초판발행

지은이 : Michael Földi, Roman Stössenreuther
옮긴이 : 김 효 철 외
발행인 : 박 병 조
발행처 : 도서출판 영문출판사
등 록 : 1987년 12월 21일 제2-419호
주 소 : 서울시 강남구 삼성동 69-1
전 화 : (02) 514-5590, 776-5590
팩 스 : (02) 756-8943
E-mail : yeongmunsa@empal.com
정 가 : 18,000원
ISBN 978-89-7224-262-8 93510

저자에 대해서

미카엘 푈디(Michael Földi) 교수는 1920년에 태어나고 헝가리에서 의학을 공부하였다. 제게드 과학대학 제2의학센터의 소장을 오랫동안 역임하였으며 현재는 독일의 프라이부르크대학의 명예교수이다. 학생 시절부터 림프학에 관심을 가졌고 후에 자기의 전문분야로 하였다. 1986년에는 슈바르츠발트의 힌터짜르텐에 림프장애 치료전문 푈디 클리닉을 설립하였다.

현재도 거기에서 고문으로서 일을 계속하고 있다. 이 테마에 관한 탁월한 연구와 수많은 연구논문 때문에 림프학의 창설자이며 개척자의 한 사람이라 생각되고, 국내나 국제적인 림프학협회의 명예회원이라는 것과 수많은 수상경력이 그가 이 분야에서 세계적으로 인정받고 있다는 것을 보여주고 있다.

로만 슈트뢰센루터(Roman Stössenreuther) 박사는 1959년에 태어났다. 2년간의 전문교육을 마친 후 1983년에 마사지사 · 의학수영 강사자격을 취득하였다. 그리고 그는 림프배액 기법의 치료사 · 시술사로서 일하기 시작하였다. 그 후에 강사가 되어 진찰실이나 클리닉에서 시술을 하는 한편, 클리닉 부속 기술자 양성기관인 푈디학교에서 DLM (Drainage Lymphatique Manuel)을 가르쳤다. 1990년에는 뮌헨에서 의학을 공부하기 시작하여 1996년에 수료하였다. 바이에른주의 게라와 프라이징에서 3년간 의료에 관여하였고, 현재는 프라이징 모스부르크 병원의 림프과 과장이다.

머리말

이 교과서는 마사지사 · 물리치료사의 양성과정에서 림프배액 기법(DLM)을 선택한 학생들에게 이 치료법의 과학적 근거로서 기술적 기초 지식을 전수할 목적으로 저술되어 있다.

DLM은 복합 물리치료(PCD)의 일부에 지나지 않지만, 복합 물리치료의 실습과 이와 관계되는 질병분류학의 교육은 마사지사 · 물리치료사의 자격 보유자에 한정되어 있다. 따라서 상기의 조건에 적합하지 않은 경우, 림프배액 기법은 외상성의 부종의 치료에만 사용할 수 있고 림프부종의 치료에는 사용할 수 없다.

림프배액 기법의 과학적 기초에 대한 해설은 학생이 해부학과 심장혈관계의 조직학을 이미 학습하였다는 것을 전제로서 저술하였다.

미카엘 푈디 교수　　　　로만 슈트뢰센루터 박사

약어

☞	~을 볼 것(참조)
PH	정수압
Pue	실질 한외여과압력
Pre	실질 재흡수압력
PI	사이질(간질)압력
PO_i	사이질 내 콜로이드 침투압
PO_p	혈장 콜로이드 침투압

도해

설명문의 마지막 괄호([ ])는 도해의 출처를 나타냈다.

C 155	Földi/Kubik (Hrsg.), Lehrbuch der Lymphologie, 3, Auflage 1993, Gustav Fischer Verlag
C 157	Földi/Földi, Das Lymphödem; 6, Auflage, 1993, Gustav Fischer Verlag
L 111	PD Dr. O. Kretz, Freiburg
L 157	Susanne Adler, Lübeck
L 190	Gerda Raichle, Ulm
M 122	Dr. med. Roman H. K Strößenreuther, Moosburg
M 124	Prof. Dr. med. Stefan Köbik, Zürich
M 150	Prof. Dr. Michael Foldi, Hinterzarren
T 127	Prof. Dr. P C. Scriba, München

문제

이 교과서 중에 이론에 관한 각 단원의 마지막에 연습문제가 있는데, 이것은 학생이 읽은 것을 이해하고 있는지를 자기 자신이 확인하는 것이 목적이다. 문제의 해답은 같은 단원 중에서 번호로 표시하고 있는 곳을 참조할 것(예 ❷).

역자서문

의학과 과학으로 다 설명할 수 없는 인체의 신비를 우리는 종종 보고 느끼게 됩니다. 그 중에 혈액순환은 세포들이 필요로 하는 영양분을 공급해주는 역할을 하고, 혈액순환 중에 세포 주변에 불필요하게 남아있는 물질들의 운반을 담당하는 것이 바로 림프계의 순환을 말합니다. 일반적으로 사람들은 혈액순환을 증진시키면 노폐물이 잘 배출된다고 생각해서 혈액순환 증진에 많은 노력을 기울이는 경향이 있습니다. 하지만 실제로 혈액을 통하여 배출되는 노폐물은 수분이 대부분이고, 정작 인체 내에서 피부의 노폐물 배출구 역할을 담당해주는 기관은 림프계입니다. 이런 림프계가 여러 원인으로 인하여 기능을 잘 수행하지 못하게 되면 혈액이 원활하게 심장으로 다시 돌아오지 못하여 세포 주변의 노폐물이 제거되지 않으므로 정체가 발생하고, 심하면 부종까지 나타나게 되는 것입니다.

1932년 덴마크 출신의 물리치료사 에밀 보더에 의해 명명된 림프드레니지는 사람의 손을 이용해 림프의 배출을 촉진시키는 방법으로 현재 전 세계 의학계와 피부 미용분야에서 널리 사용되고 있습니다. 림프드레니지는 일반 마사지들과는 달리 림프의 흐름을 따라서 심장 근처에서부터 원위부로 진행하여 림프의 흐름을 촉진시킵니다. 또한 노폐물을 운반시키고, 림프관의 운동성을 증진시켜 자발적인 노폐물의 흡수를 촉진하는 방법입니다.

현재, 대부분의 현대인들은 혈액순환 및 림프순환계의 문제로 인해 많은 질병을 갖고 있습니다. 림프드레니지를 해줌으로써 긴장되어 있는 세포들을 원래의 안정적인 상태로 이끌어주고, 더 나아가서는 이러한 세포들이 좀 더 건강해질 수 있도록 혈액순환을 통해 필요한 물질의 공급과 림프순환을 통한 노폐물 배출을 동시에 해나갈 수 있는 것입니다.

이 책은 림프드레니지의 이론과 실습을 접목한 전반적인 내용을 풍부하게 담고 있으며, 누구나 쉽고 재미있게 볼 수 있게 구성되었습니다. 이 책이 여러분들이 림프드레니지의 세계에 한 발짝 더 다가설 수 있는 초석이 되길 바랍니다.

대표역자 김효철

차례

1 림프계의 해부학

림프계의 주된 기능은 사이질액과 림프의 배액을 하는 것이다.

림프관은 림프계 장기〔가슴샘(흉선), 지라(비장), 편도 등〕와 함께 **림프계**를 형성한다. 림프관은 사이질액(간질액)과 이에 함유되는 모든 요소를 정맥으로 되돌리는 것에 의해서 흡수와 배출의 기능을 수행한다.

작은창자(소장)의 림프관은 생체 중에서 섭취된 지방의 흡수와 운반을 한다. 또한, 림프계는 면역 시스템에서도 중요한 역할을 수행한다. 림프 배액과 물리치료의 목적은 어떠한 이유로 림프의 흐름에 문제가 있을 때, 그 개선이나 회복을 시키는 것이다. 처치로부터 좋은 결과를 얻으려면 해부학, 생리학 그리고 림프계의 병태생리학의 깊은 지식을 갖는 것이 가장 중요하다.

1.1 림프관

림프관은 림프를 정맥순환으로 운반하는 배출기관이다. 굵은 림프관은 정맥처럼 역류를 방지하는 반달형의 판막을 갖고 있다.

혈관과는 반대로 림프관은

- 개방경로를 형성한다.
- 심장에 맞먹는 "중앙 펌프" 없이 기능한다.
- 림프절로 구분된다.

❶ 림프관과 정맥은 전체적으로 유사한 경로를 가지며, 내벽은 마찬가지 구조이지만, 혈관계와 림프관계는 몇 가지 점에서 다르다(☞ 그림 1.1) :

- **맥관계 중:** 혈관계에서는 림프관은 개방된 경로를 구성하고 있다. 모세 림프관(림프 원류)에서 시작되어 심장 가까이에 있는 정맥에 도달하여 끝난다.
- **"중앙 펌프"가 없음:** 혈관계에서는 혈액은 심장에서부터 동맥 안으로 밀어내어져 모세혈관 바닥까지 보내지고, 정맥으로 옮겨가서 우심방까지 되돌아온다. 모세혈관은 혈액과 사이질(간질)의 사이에서 가스와 액체의 교환이 이루어지는 장소이다. 그런데 림프는 일체 다

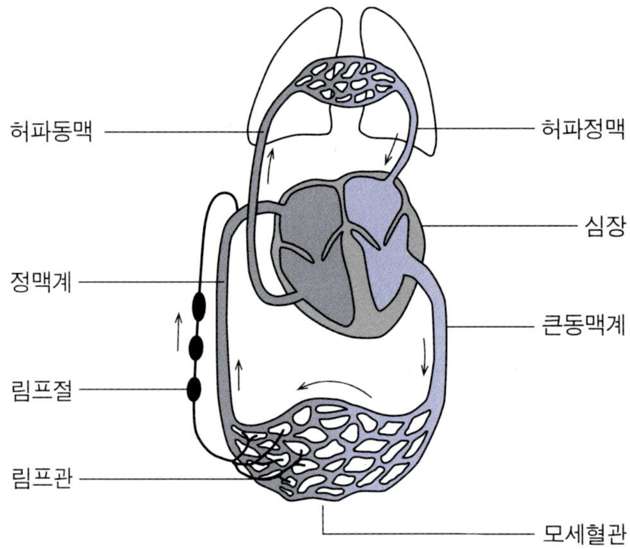

그림 1.1 혈류와 림프계 [C 155]

른 기관의 도움을 받지 않고 림프관의 활발한 수축에 의해서 흐름이 만들어진다(☞ 3.2).

- **단속적인 경로:** 굵은 림프관의 경로에는 림프를 여과하는 림프절이 산재하여 있다(☞ 1.2)

! 중요

그러나 혈관과 림프관에는 몇 가지의 공통점이 있으며, 림프의 흐름과 정맥의 되돌아옴은 같은 요인에 의해서 조장된다. 이 요인이란 호흡운동, 동맥의 박동이 일으키는 파동, 근육펌프, 관절펌프이고, 물론 정맥에 작용하지만, 림프관에도 작용하며, 보통 물리치료에 흔히 응용된다.

❷ 혈관계는 굵기나 기능에 의해서 몇 가지로 구분된다. **모세림프관**은 사이질액(림프의 생성)을 흡수하는 작용을 수행하고, **집합림프관**과 **림프줄기**는 림프의 수송을 담당한다. **앞 집합림프관**은 림프 원류와 집합림프관의 중간에 위치한다.

모세림프관의 특징
- 몸 전체에 확산되는 네트워크를 형성하고 있다.
- 판막이 없다.
- 직경은 모세혈관보다 크다.
- 내피세포, 기저막, 계류 필라멘트로 구성된다.
- 내피세포가 분리됨으로써 사이질액이 유입할 수 있다(림프의 생성).
- 조직 중에 장갑의 손가락모양으로 시작된다.

모세림프관(림프 원류) (그림 3.2a)

모세혈관과 모세림프관은 결합조직 내에 있는 **앞 림프관모양 경로**에 접하고 있다. 사이질액은 이 관 모양 경로를 지나고 림프 원류로 흘러들어갈 수 있다. **모세림프관**은 밀집된 그물모양의 구축을 이루고 몸 전체에 확산되어 있다. 피부와 점막이 이완된 결합조직 내에서는 모세림프관은 모세혈관에 인접하여 있다. 모세림프관에는 판막이 없기 때문에 림프는 양 방향으로 자유로이 흐르고 시술자가 좋아하는 대로 림프의 방향을 부여 할 수 있다. 모세림프관은 혈구를 통과시킬 만큼의 굵기밖에 없는 모세혈관보다 직경이 크다.

모세림프관은 내피세포, 기저막, 세망섬유로 구성된다. 내피세포의 느슨한 겹침은 사이질액을 용이하게 통과시킬 수 있고, 즉 림프가 생성된다(관 안에 들어간 액을 림프라 한다). 모세림프관은 사이질 내에서 말단이 장갑의 손가락모양(맹단)으로 시작되고 필요에 따라 열리거나 닫히거나 하여 사이질액을 조절한다(☞ 3.1).

! 중요

❸ 모세림프관 그물 내의 림프의 양 방향성에 의해서 림프 배액을 시행한다. 시술자는 과잉의 사이질액을 희망하는 방향으로 보낼 수 있다.

처치

샅고랑 부위의 림프절을 외과적으로 절제하면 다리나 생식기, 이들에 대응하는 부위에 림프부종이 생기는 일이 있다. 이 경우의 처치는 림프 배액의 기법을 적용하고, 앞 림프관모양 경로와 모세림프관그물 내에 정체하고 있는 림프를 건강한 구역으로 밀어내는 것이다(☞ 6.2).

앞 집합림프관

기능적으로는 앞 집합림프관은 모세림프관과 집합림프관의 중간에 위치한다.

앞 집합림프관은 모세림프관의 연장이다. 기능적으로는 모세림프관과 집합림프관의 사이의 위치를 차지한다. 왜냐하면 림프 원류와 같이 사이질액의 흡수를 가능케 하고, 동시에 집합림프관까지의 림프의 수송을 시행하기 때문이다. 내벽의 일부에는 이미 민무늬근(평활근)이나 판막을 갖고 있다(☞ 3.2).

집합림프관과 정맥의 유사점:
- 3층 구조의 내벽
- 수동적으로 기능하는 한 쌍의 판막

집합림프관과 정맥의 주된 차이점: 림프계는 중앙 펌프가 없는 개방경로이고, 림프는 림프관 분절의 수축에 의해서 전진한다.

집합림프관의 위치별 분류:
- 얕은 집합림프관
- 깊은 집합림프관
- 내장의 집합림프관

집합림프관

집합림프관은 직경 0.1~2 mm이고, 유일한 기능은 림프를 수송하는 것이다. 정맥과 마찬가지로 내벽은 판막을 갖추고 있다. 대체로 보아 집합림프관의 구조는 정맥과 유사하며 그 구성은 아래와 같다:

- **속막**(내막, intima)은 내피세포와 바닥막(기저막)으로 구성된다.
- **중간막**(중막, média)은 민무늬근 세포로 구성된다.
- **바깥막**(외막, adventitia)은 이완된 콜라겐 결합조직으로 구성된다.

대부분의 집합림프관의 판막은 2개씩 짝으로 배열되어 있고, 완전히 수동적으로 기능한다. 판막은 림프의 역류를 방지하고 일방향성의 흐름을 유지한다(☞ 그림 3.4). 2조의 판막의 간격은 직경의 3배에서부터 10배이다. 즉, 집합림프관 내에서는 0.6~2 cm마다 판막이 있고 가슴관(흉관)에서는 6~10 cm 간격이다(☞ 1.2).

판막과 판막사이는 림프분절이라 불리고 림프분절의 수축에 의해서 림프의 일방향성의 흐름이 가능해진다(☞ 3.2).

❹ 집합림프관은 위치하는 장소에 따라 얕은 집합림프관, 깊은 집합림프관, 내장의 집합림프관으로 나뉜다.

- **얕은 집합림프관**은 피하의 지방조직에 있다. 진피와 피하로부터의 사이질액의 배액을 한다. 배액의 구역은 병행하는 정맥과 거의 같다. 각각의 림프관의 경로는 비교적 직선이고 헤아릴 수 없이 많이 있는 문합가지에 의해서 서로 결부되어 있다. 따라서 하나의 림프관에서 흐름이 멈추면, 림프는 인근의 림프관에 용이하게 이동하여 림프의 울체(부종)를 방지할 수 있다.
- 몸통과 팔다리의 **깊은 집합림프관**은 근막의 사이에 있고 보통 그 내경은 말초의 집합림프관보다도 굵다. 깊은 집합림프관은 근육, 관절, 관련되는 인대의 배액을 하고 또한 집(sheath)을 같이 하는 깊은 부분의 동맥과 정맥의 경로를 따라가는 경우가 많다.
- 일반적으로 **내장의 림프관**은 대응하는 장기의 동맥과 병행하고 있다.

혈관과 마찬가지로 얕은 집합림프관과 깊은 집합림프관은 관통가지에 의해서 문합하고 있다. 그러나 정맥에서 관찰되는 것과는 달리 림프는 보통 중심에서부터 표면 쪽으로 흐른다. 그러므로 얕은 집합림프관을 처치하면 자동적으로 깊은 집합림프관의 배액을 시행할 수 있다. (흡수에 의한 "물 펌프 효과")

! 중요

❺ 팔과 다리의 집합림프관은 팔다리의 축과 평행으로 위치하고 관절이나 오목(fossa) 및 삼각에 모여 있다. 그러나 몸통에서는 겨드랑이와 샅고랑의 밑동 부분으로 향하고 방사모양으로 위치하고 있다.

림프 줄기

굵은 림프 줄기는 장맥에 합류한다.

림프줄기라 불리는 굵은 림프관이 있다. 이 주요 림프관은 내장기관, 팔다리와 배(복부)로부터 보내지는 림프를 받아들인다. 림프줄기는 심장 가까이에서 정맥에 합류한다.

하반신의 림프줄기

❻ 양 다리와 배와 골반내장의 림프는 **좌우의 허리림프줄기**에 수렴한다. 이 2개의 림프관은 **(위)창자림프줄기**와 합류하여 **가슴관**을 구성한다.

가슴관은 길이 약 40 cm, 직경 2~5 mm이고 인체의 가장 굵은 림프관이다. 편의적으로 배, 가슴, 목의 3개 부분으로 나눈다. 갈비사이(늑간)의 림프관이 합류하는 것은 흉곽부분이다. 배에 있는 가슴관은 길이 3~8 cm, 폭 0.5~1.5 cm의 방추모양의 **가슴림프관팽대**(유미조, cisterna chyli)에서부터 시작된다. 가슴림프관팽대는 가로막(횡격막)의 아래(제1허리뼈 부근)이고 뒤복막과 척추뼈의 사이에 있다(☞ 그림 1.2).

(위)창자림프줄기는 배의 내장에서부터 오는 림프를 수송한다. 가슴림프관팽대라 불리는 창자에서부터의 림프는 지질(lipid)의 함유량이 많아 혼탁한 유백색을 띄고 있다.

상반신의 림프줄기

상반신(좌우)에서부터의 림프를 모으는 3본의 림프줄기
- 목 림프줄기
- 빗장밑 림프줄기
- 기관지 세로칸 림프줄기

상반신의 림프는 오른쪽도 왼쪽도 중앙에 있는 3본의 림프줄기를 향해서 흐른다:

- **목 림프줄기**(머리와 목의 림프를 배출한다):
- **빗장밑(쇄골하) 림프줄기**(겨드랑이림프절의 출구가 되고 가슴, 유방, 팔의 림프를 받아들인다).
- **기관지 세로칸(종격) 림프줄기**(특히, 기관지, 허파, 가슴 세로칸으로부터의 림프를 운반한다).

이 3본의 림프줄기는 몸의 **오른쪽**에서는 공통의 굵은 최종 줄기인 **오른쪽 림프줄기**를 형성하고 **왼쪽**에서는 가슴관으로 흘러들어간다.

속목정맥과 빗장밑정맥의 합류점은 정맥각이라 불린다.

속목정맥(내경정맥)과 **빗장밑정맥(쇄골하정맥)**은 빗장뼈의 뒤에서 **팔머리정맥(완두정맥)**과 합류한다.

⑦ 2본의 정맥의 합류점은 **정맥각**(venous angle)이라 불린다. 여기서 림프줄기와 가슴관이 정맥에 합류한다.

! 중요

하반신(가로막의 아래에 있는 것 모두)과 **왼쪽 명치부위**(상복부)의 림프는 가슴관에 의해서 왼쪽 정맥각까지 운반된다. **오른쪽 명치부위**는 **오른쪽 정맥각**에 합류하는 오른쪽 림프줄기에 의해서 배출된다.

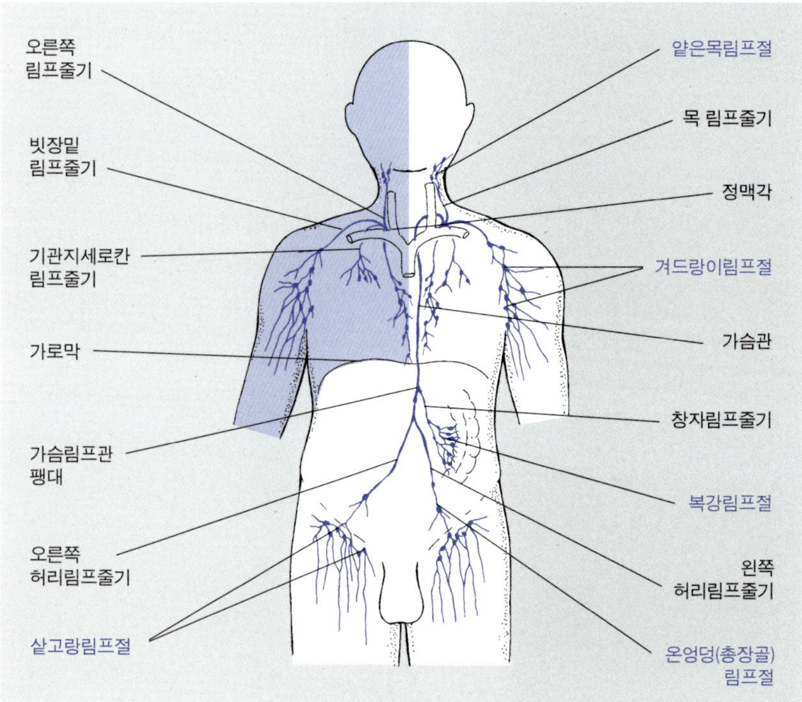

그림 1.2 몸의 주된 림프줄기와 이들의 배액구역 [L 190]

? 질문

❶ 림프계가 혈관계와 다른 점은?

❷ 림프관의 각 부분의 차이점을 언급하시오.

❸ 부종의 경우, 모세림프관 내의 판막이 없는 것은 처치에 어떠한 이점이 있습니까?

❹ 집합림프관의 상이한 종류, 그리고 그 소재는?

❺ 팔다리와 몸통의 집합림프관의 경로를 기술하시오.

❻ 하반신에서부터 오는 림프줄기는 어디서 합류합니까?

❼ 림프줄기가 정맥에 합류하는 부분을 무엇이라 부릅니까?

1.2 림프절과 림프영역

인간의 림프계는 600～700개의 림프절, 또는 결절모양 덩어리를 가지며 이들은 전체에서 무게가 100 g 정도이다. 대부분은 소화기계 내막밑(장막밑)에 많지만, 머리와 목 부분에도 수많이 있다.

림프절의 구조와 기능

림프절은 길이가 2～30 mm이고 보통 콩팥형태를 나타낸다. 하나하나가 단단한 결합조직의 피막으로 보호되어 있고, 내부에 세망섬유로 구성되는 치밀한 그물코 구조를 갖는다.

림프절의 특징:
- 신경과 혈액순환의 시스템을 갖춘 확실한 기관
- 콩팥(신장)형태
- 길이 2~30 mm
- 단단한 결합조직의 피막으로 보호되어 있다.
- 내부에 치밀한 그물코 구조를 가진다.

림프절은 여과시설과 같은 기능을 한다.

림프절은 보통 촉지할 수 없다.

❶ 신진대사의 대사물질, 이물질 그리고 병원체는 림프절의 다양한 세포에 흡수된다. 정수장처럼 작용을 하는 림프절은 림프계에 배치되고, 몇 개마다 합쳐져 구슬을 꿴 것처럼 혈관을 따라서 존재하고 있다. 많은 림프절은 그 명칭이 이웃에 있는 혈관에 유래하며, 예컨대, 속 · 바깥엉덩동맥(내 · 외장골동맥)의 가까이에 있는 것은 속 · 바깥엉덩림프절이라 불린다(☞ 1.3). 일반적으로 림프절의 명칭은 그 소재를 가리킨다.

❷ 림프절의 대부분은 신체의 깊은 부분에 위치하고(예컨대, 겨드랑이), 보통 직접 손으로 만질 수 없다. 그러므로 림프절이 만져서 느껴지고 또한 부어있는 것처럼 생각될 때는 의문을 가져야 한다. 림프절이 커지는 원인은 단순히 배액구역에서의 염증이 있는 경우가 많지만, 악성의 질병의 징후인 경우도 있다. 그러나 몸이 마르고 운동선수형의 사람에서는 샅고랑림프절을 촉지할 수 있는 것은 보통이다. 왜냐하면 다리의 근

막이 림프절을 확고하게 지지하여 손으로 밀었을 때에 림프절이 깊이 조직 안으로 들어가는 것을 방해하기 때문이다. 치아에 지장이 있는 경우 턱밑림프절(악하림프절)은 매우 민감하기 때문에 이 경우도 용이하게 촉지할 수 있다.

! 중요 림프절의 종창(swelling)이 인지되면, 시술자는 의사에게 알려야 한다.

림프절은 수출관보다 수입관이 많다.

림프는 수입림프관을 지나서 각 림프절 내의 여과를 담당하는 섬유그물로 들어가고 문에서부터 수출림프관을 지나서 다시 나간다. 수출림프관의 수는 수입림프관의 수보다 훨씬 적다. 또는 전체 수출림프관의 내경의 합계는 수입림프관을 전부 합친 것보다 작다. 문은 림프절에의 혈액공급의 기능을 수행하는 동맥과 정맥의 도달점(출입구)이기도 하다.

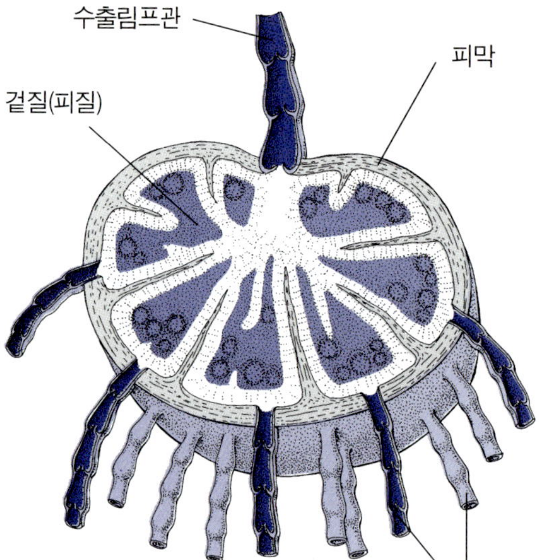

그림 1.3 림프절 및 수출림프관과 수입림프관의 경로 [L 190]

림프영역

각 림프절은 정해진 소속영역에서부터 오는 림프를 모은다.

❸ 각각의 림프절 그룹은 특정영역의 림프 회수를 담당하고 이들의 영역은 **소속영역** 또는 종속영역이라 불린다. 예컨대, **겨드랑이림프절**(액와

소속영역에서부터 오는 병원균이나 (종양의) 전이가 림프절을 점령하는 경우가 있다.

림프절)은 팔, 유방 그리고 상반신에서부터의 림프를 받아들인다. 다리, 외부생식기, 하반신의 림프는 샅고랑부위의 림프절로 흘러들어간다. 다양한 부위로부터 오는 림프는 마지막으로 빗장밑(쇄골하) 영역, 또는 **가슴림프관팽대**에 합류한다.

종창이나 통증이 있는 림프절이 있을 때, 해부학의 깊은 지식이 있으면 염증부분을 확인하는 것도 가능하다. 또한 턱밑부분의 림프절이 부어서 통증이 있는 경우(☞ 1.3), 곪아있는 어금니가 있다는 것을 알게 된다.

림프절은 암 질환의 전이에도 관계한다. 악성종양이 종속영역에 머물면 소속되는 림프절(예컨대, 유방암의 경우는 겨드랑이림프절)에 전이한다. 그러나 종양은 우회로(bypass)를 통해서 확산되는 일도 있고 전이는 영역 림프절 그룹에 직접 일어난다(☞ 1.4).

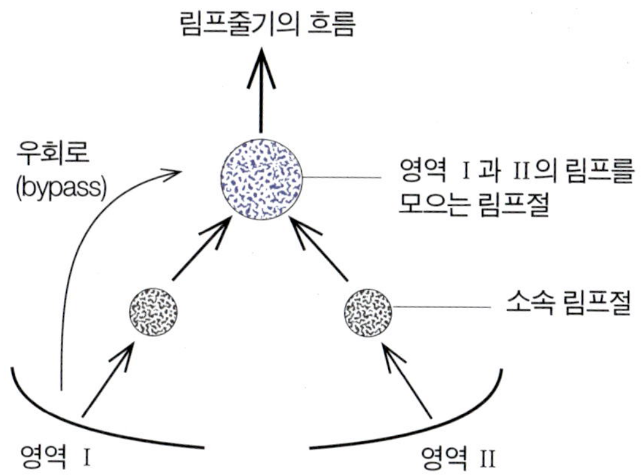

그림 1.4 소속 림프절과 이들의 상위의 소속 림프절로 분류한 경로 [M 122]

림프절 그룹은 해부학적으로 자립한 것이라 정의할 수 있으나 사슬과 같이 배열하고 임무수행은 서로 의존하고 있다. 예컨대, 전립샘암이나 자궁암의 경우, 이들 기관의 림프를 흡수하는 엉덩림프절(장골림프절)은 전이가 일어나는 장소가 될 수 있다. 이들의 림프절을 제거하거나 X선을 조사하면 다리나 하복부에 림프부종이 생기거나 한다. 왜냐하면, 이들의 부분을 조절하고 있는 샅고랑림프절이 그 하류에 가슴림프관팽대가 있는 엉덩림프절로 림프를 보낼 수 없기 때문이다.

처치

상기의 상호관계는 림프배액기법에 매우 중요하다. 예컨대, 수술로 엉덩림프절을 제거한 후의 다리의 2차성 부종의 경우, 샅고랑림프절을 마사지해도 의미가 없게 된다.

구분선

소속영역은 구분선으로 서로 나뉘어 있다.

❹ 다양한 림프절 그룹의 소속영역은 **림프 구분선**이라 불리는 림프관이 적은 구역으로 나뉜다. 이것은 지리에서 말하는 하천의 경계선이다. 꼭대기에서부터 내려오는 실개천과 같이 몸통의 집합림프관은 다른 집합림프관과 합류하여 서서히 굵은 관을 형성하여간다.

몸통에서는 집합림프관은 구분선에서부터 림프절 영역까지. 즉, 샅고랑부분의 림프절과 겨드랑이의 림프절까지 뻗고, 방사선모양의 구조를 형성한다. 몸의 정중선에 해당하는 세로의 선과 2본의 수평선, 3본의 선은 배꼽과 빗장뼈(쇄골)의 위치에서 교차한다. 즉, 몸통의 구역에 4개의 림프영역(배꼽의 위와 아래에 2개씩), 머리와 목의 부분에 2개의 림프영역이 있다.

림프 구분선은 타고 넘을 수 없는 장애물은 아니다.

❺ 그러나 이들의 림프 구분선은 몸통의 다양한 부분 사이의 림프를 차단하는 장벽은 형성하지 않는다. 모세림프관그물은 판막을 갖추지 않고 어디에나 있으므로(☞ 1.1) 이들의 구분선은 없는 것과 같다. 결합조직의 섬유를 따라가면서 모세림프관과 모세혈관을 연결하고 있는 앞림프관모양 경로에 대해서도 마찬가지로 말할 수 있다(☞ 1.1). 또한 이웃에 있는 영역끼리는 집합림프관은 몇 군데에서 상호간 복잡하게 연락하고 있다. 예컨대, 흉곽 정면에서는 복장뼈(흉골), 등면에서는 어깨뼈사이(연결/문합 겨드랑이, ☞ 1.5), 몸쪽 면에서는 겨드랑이림프절과 샅고랑림프절의 영역 사이에서 연락이 있다(겨드랑이 – 샅고랑 문합).

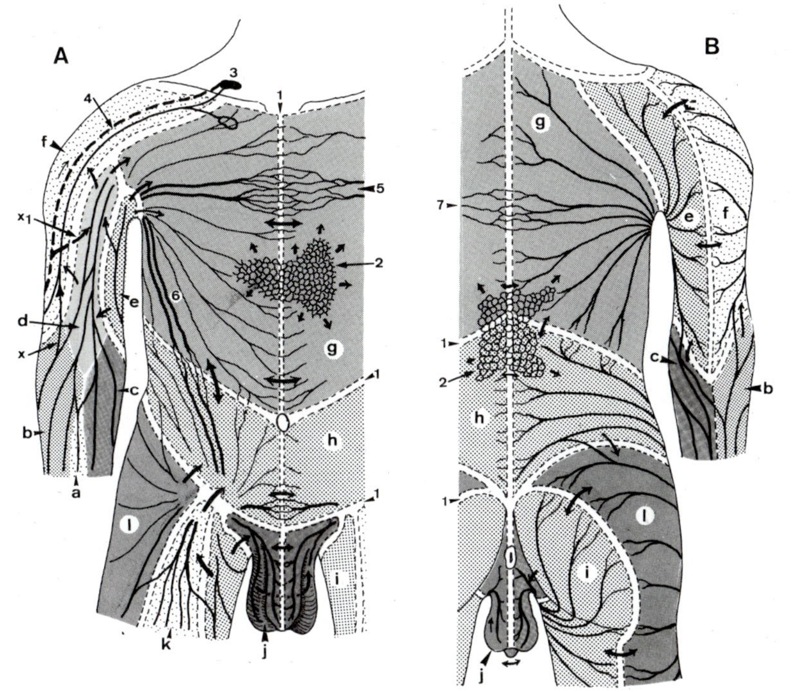

그림 1.5 몸통의 배쪽(A)과 등쪽(B)의 피부영역과 손발의 이웃에 있는 영역(화살표는 림프절 절제 후에 배액이 가능한 구역을 나타낸다).
1 2개의 영역을 나누는 림프 구분선 **2** 피하의 림프관그물 **3** 빗장위오목림프절 **4** 가쪽위팔림프관다발: (긴 형태: 실선, 짧은 형태: 점전) **5** 배쪽 겨드랑이사이 문합 **6** 겨드랑이-샅고랑 사이 문합 **7** 등쪽 겨드랑이사이 문합 **a** 아래팔의 중간영역 **b** 아래팔의 노쪽 영역 **c** 아래팔의 자쪽 영역 **d** 위팔의 중간영역 **e** 위팔의 뒤 안쪽 영역 **f** 어깨세모근(삼각근)을 포함하는 위팔의 뒤 가쪽 영역 **g** 몸통의 상부영역 **h** 몸통의 하부영역 **i** 넓적다리의 뒤 안쪽 영역 **j** 바깥생식기와 샅 회음 영역 **k** 넓적다리의 앞 안쪽 영역 **l** 넓적다리의 가쪽 영역 **x, x1** 문합가지 [M 124]

처치

❻ 유방암의 처치를 위해 부득이 겨드랑이림프절을 제거하면, 부종이 팔이나 대응하는 몸통에 발생하는 일이 있다. 이 경우, 림프가 괸(사이질액의 굄 · 림프관 확장)(☞ 2.1, 2.2) 것을 림프배액기법으로 앞림프관 모양 경로와 모세림프관그물을 지나가게 하는, 또는 집합림프관을 매어 두는 문합을 지나 이웃에 존재하는 영역으로 향하게 할 수 있다. 우리들이 선정한 처치 사례에서는 반대쪽에 있는 겨드랑이림프절과 샅고랑림프절 쪽으로 향하고 있다.

? 질문

❶ 림프절의 작용은? 인간의 몸에 몇 개 있습니까? 크기는?

❷ 왜 대부분의 림프절은 보통 촉지할 수 없는 것일까요?

❸ 소속 영역과 림프절 영역이란 어떠한 것입니까?

❹ 림프의 분할선을 무엇이라 부릅니까?

❺ 다양한 림프영역을 나누는 선을 림프가 어떻게 넘어갑니까?

❻ 엉덩림프절 절제술 후의 다리의 2차성 부종인 경우에는 샅고랑림프절에 대한 처치가 도움이 되지 않는 이유를 설명하시오.

실습

a) 파트너의 몸에 림프 구분선을 그리시오. 대응하는 림프절 영역의 위치를 끝까지 확인하여 경계를 정해서 영역을 나타낸다.

b) 파트너의 몸에 몸통부분의 집합림프관 경로를 그리시오.

1.3 주요 림프절 그룹과 이들이 속해있는 영역

림프절 그룹	소속영역
겨드랑이림프절 몇 개의 작은 그룹으로 나뉜다.	팔, 어깨, 몸통상부, (피부, 근육, 가슴근), 유방
팔꿈치림프절	손의 자뼈와 아래팔을 덮고 있는 피부 : 아래팔의 관절, 인대, 뼈, 근육
복장뼈주위 림프절 복장뼈의 끝에서부터 끝(뒤)에 위치한다.	유방의 안쪽부분, 흉곽의 내벽, 앞배벽(전복벽), 가슴막(흉막)
아래턱밑림프절	턱과 아랫입술(정중선의 부분), 혀끝과 구강바닥 점막의 앞부분, 송곳니와 부수되는 잇몸
턱밑림프절 턱밑부분에 있다.	송곳니와 부수되는 잇몸을 제외하는 모든 치아와 잇몸. 혀(혀끝은 제외함), 구강바닥과 침샘(타액선), 물렁입천장(연구개), 입술과 볼의 점막, 코, 눈물주머니(누낭), 눈꺼풀과 결막의 안쪽 1/3
뒤통수림프절(후두림프절)	뒤통수(후두)와 뒷목 상부 : 목의 근육(염증이 있는 경우, 인두편도가 붓는 일도 있다)
귓바퀴뒤림프절(이개후림프절) 귓바퀴의 뒤에 위치한다.	귓바퀴 뒷면, 꼭지돌기(유양돌기)를 덮는 피부 [꼭지벌집(유양봉소)의 일부도]

림프절 그룹	소속영역
귓바퀴앞림프절(이개전림프절) 귓바퀴의 앞에 위치한다.	귓바퀴 앞면, 이마(전두)와 광대뼈(협골)를 덮고 있는 피부, 눈꺼풀과 결막의 가쪽
귀밑샘(이하선)	바깥귀길(외이도)과 고실, 귀밑샘, 귓바퀴뒤림프절, 귓바퀴앞림프절과 연락이 있다.
목의 림프절(옆면과 정면) 얕은 부분과 깊은 부분	머리, 목의 모든 림프절의 수입림프관
빗장위림프절(쇄골상림프절) **턱밑림프절** (Vodder가 말하는 "grand central station" 또는 "종착점") 빗장위오목(쇄골상와)과 그 약간 위에 위치한다.	머리와 목의 모두를 모으는 림프절 : 빗장뼈와 어깨뼈가시(견갑극)의 위에 위치하는 팔이음뼈의 부분, 유방의 상부, 갑상샘, 인두와 식도의 일부, 정맥각에 나오는 림프줄기와의 횡단연락에 의해서 먼 기관에서부터의 암 전이가 이들의 영역에 확산되는 경우가 있다. (예컨대, 위암의 경우는 내장틈새 : Virchow의 림프절에)
허리림프절	엉덩림프절에서부터의 림프를 모으는 림프절 : 고환/난소, 자궁바닥과 자궁체, 콩팥과 부신, 허리림프줄기와 가슴림프관팽대를 통해서 배액을 한다.
바깥엉덩림프절(외장골림프절)과 **속엉덩림프절**(내장골림프절)	샅고랑부분의 림프절, 방광, 골반내장(전립샘, 정관, 정낭샘, 자궁, 질의 상부)에서부터 림프를 모으는 림프절. 속엉덩림프절과 바깥엉덩림프절에 종속되는 영역은 구별이 어렵다.
온엉덩림프절(총장골림프절)	바깥엉덩림프절과 속엉덩림프절에서부터의 림프를 모으는 림프관 : 골반내벽, 볼기근육, 골반내장에서부터 림프를 모으는 림프절이기도 하다.
얕은샅고랑림프절(천서혜림프절)	하반신(배꼽아래, 림프의 횡단 구분선의 아래)의 진피와 표피, 바깥생식기 허리부분, 볼기부분, 샅(회음)
깊은샅고랑림프절(심서혜림프절) 수평과 세로의 경로로 나뉘는 양자는 T자를 그린다.	얕은샅고랑림프절, 근육, 관절, 하반신의 근막과 뼈막에서부터 오는 림프, 무릎의 뒷면에서부터 오는 림프: 질의 아래 1/3; 자궁의 난관각(자궁의 원삭의 위)
오금림프절(슬와림프절)	종아리와 발의 등 가쪽, 무릎, 종아리와 발의 깊은 부분

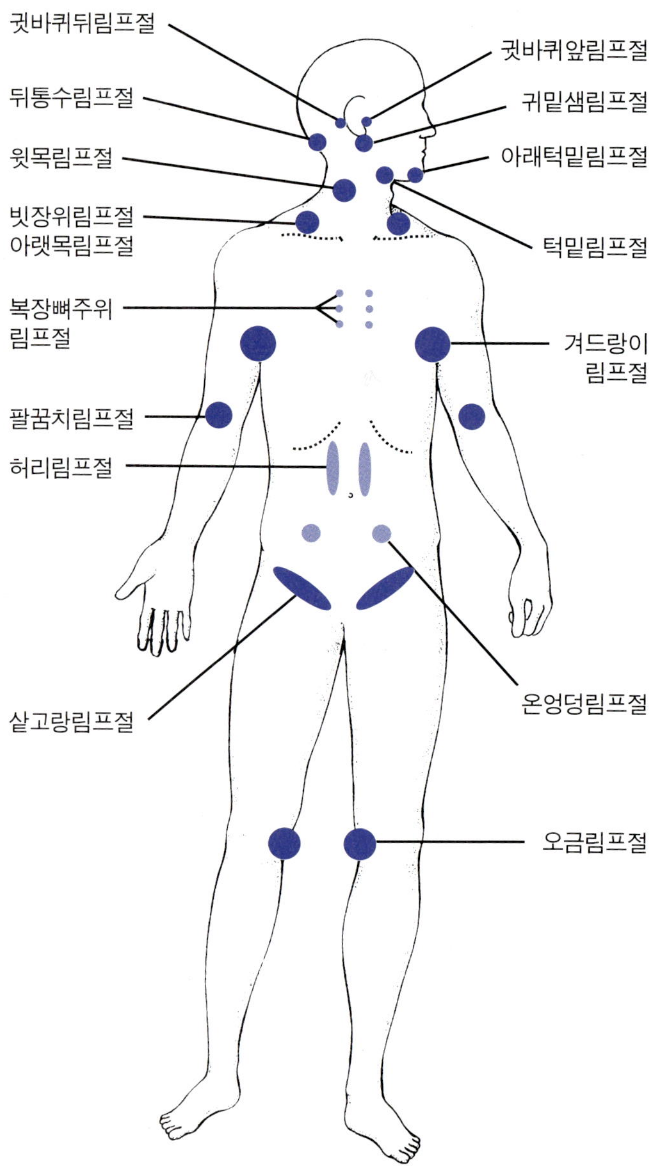

그림 1.6 주된 림프절 그룹의 위치 [L 190]

2 사이질액과 림프

림프는 사이질액으로부터 생성된다.

림프란 혈관과 림프관을 사이에 두고 있는 결합조직 중의 사이질액(간질액)이 모세림프관에 흡수된 것이다.

2.1 혈액과 사이질 사이의 액 교환

혈류의 원리가 큰 의미를 갖는 것은 모세혈관의 영역이다. 여기서 사이질에 영양이 공급되고 노폐물이 배출된다. 모세혈관과 사이질 사이의 액 교환은 다양한 기전이 관계하고 있다. 혈관과 림프관의 기능과 그 중요성을 잘 이해하려면, 액 교환의 두 가지 원리를 아는 것이 긴요하다.

확산

확산: 물질은 모세혈관의 내벽을 지나고 농도 경사에 의해서 이동한다.

모세혈관 내막의 대부분은 물과 무기염, 가스 등, 용해하여 있는 작은 분자에 대해서 **투과성**이 있어, 혈액과 사이질의 농도 균형을 유지한다. 물질은 농도가 높은 쪽에서부터 낮은 쪽으로 이동하고 이 농도의 차이를 **농도 경사**(concentration difference)라 한다. 물과 수용성 물질은 내피세포 사이(내피의 접합부분)를 지나 모세혈관의 모든 구역에서 **확산**되고 지용성 물질은 세포 내에 침투한다. 모세혈관의 내벽을 지나는 확산은 흐르는 것 같지 않고, 막은 수분과 수용성 물질에 대해서 투과성이 있으나, 그럼에도 입자는 통과 점에서 "서로 밀어" 흐름은 감속된다.

"**완만한 확산**"은 모세혈관 속에 용해한 작은 분자를 함유하는 혈청을 사이질 내로 이동시키고, 그 속도는 1분간 240 *l* 이다. 또한 같은 양의 액체가 같은 길을 반대방향으로 진행한다.

침투와 침투압

침투(확산의 특수한 사례): 반투막은 물을 통과시키지만 보다 큰 분자는 저지한다. 농도균형에 의해서 침투압이 발생한다.

반투막(물의 분자는 통과시키지만 그것보다 큰 분자는 저지한다)에 의해서 2개로 나뉜 용기에 한쪽은 물을, 또 한쪽에는 같은 양의 글루코오스 수용액을 흘린다. 일정시간 경과하면 당의 용액 쪽에 수위의 상승이 관찰된다. 이 현상은 물 이외에는 들어가 있지 않은 부분(물 분자의 밀도가 높은 쪽)의 물 분자가 당 용액 쪽(물 분자의 밀도가 낮은 쪽)으로 침투한다는 것이다. 글루코오스의 분자는 도망칠 수 없는 상태에 있다(☞ 그림 2.1).

물질교환에서 일방통행이고 상호성이 없는 현상을 **침투**라 부른다.

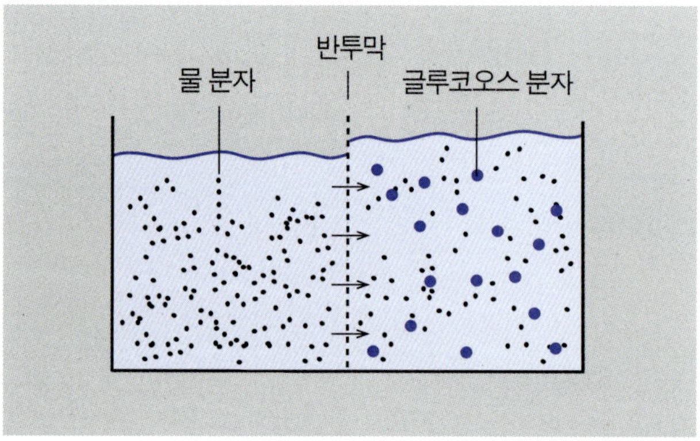

그림 2.1 침투는 농도 경사에 의해서 일어나는 물 분자의 확산에 따른다. 용기의 오른쪽 부분의 물 분자 함유량이 증가하면 수위가 상승하고 글루코오스의 큰 분자는 막을 통과할 수 없어, 좌우의 농도균형을 취할 수 없다 [L 157].

! 중요

침투의 현상을 더 잘 이해하려면 글루코오스 분자의 물 분자에 대한 반응을 자석 위의 사철(magnetic sand)로 나타낼 수 있다.

글루코오스용액 쪽의 수위가 상승하면 이 부분의 바닥의 압력도 동시에 상승한다. 수용액 중의 분자농도에 의해서 결정되는 압력을 **침투압**이라 부른다. 수용액 내의 (글루코오스) 분자수가 많으면 많을수록 들어가는 물의 양은 많고 또한 침투압은 높아진다.

콜로이드 침투와 콜로이드 침투압

반투막은 물의 확산을 가능케 하고, 고분자의 확산은 방해하여 콜로이드 침투압이라는 것을 발생시킨다.

❶ 100 *ml*의 혈장은 약 7 g의 단백질을 함유하고 있다. 단백질분자는 그 크기로부터 **마크로 분자** 또는 **콜로이드**라 불린다. 반투막에 의해서 2개로 나뉜 용기에 한쪽은 물을, 또 한쪽에는 단백질분자를 함유하는 혈장을 흘리면 **콜로이드 침투**라 부를 수 있는 일이 일어난다. 이 경우의 수분을 끌어들이는 힘을 **콜로이드 침투압**이라 말한다(☞ 그림 2.2).

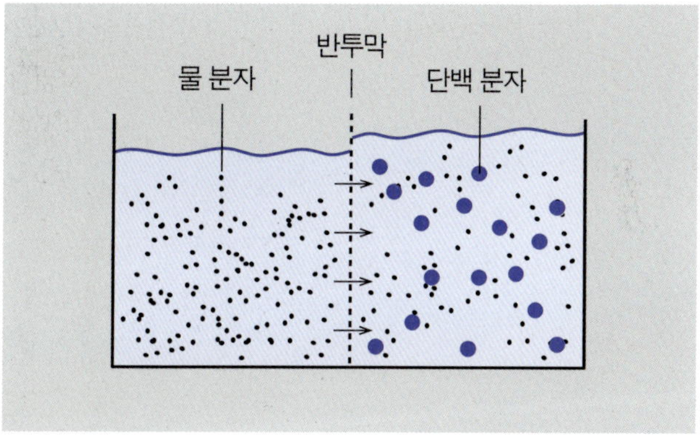

그림 2.2 콜로이드 침투와 콜로이드 침투압. 콜로이드 침투가 있는 경우, 단백 분자는 물 분자에 대해서 자석 위의 사철과 마찬가지의 반응을 한다.

한외여과 (ultra-filtration)

콜로이드 침투압보다 높은 기계적 압력을 가하면 한외여과가 일어난다.

❷ 기계적인 압력을 가함으로써 콜로이드 침투압을 상쇄할 수 있다. 가해지는 압력이 단백질분자 사이의 결합력보다 높으면 혈액의 혈장에 함유되는 수용성 물질은 해방되어 반투막을 통과할 수 있다. 단백질분자는 저지되지만 혈액의 수용성 물질은 통과시키는 반투막을 가압한 병을 "한외여과기"에 설치하여 이 병에 혈장을 가득 채우고 피스턴으로 콜로이드 침투압보다도 강한 기계적 압력을 가하면, 한외여과기에서부터 단백질분자가 제거된 물이 한 방울씩 떨어져 가는 것을 관찰할 수 있다. 이 현상을 **한외여과**라 부른다(☞ 그림 2.3). 피스턴을 사용하는 대신에 병을 진공으로 해도 된다.

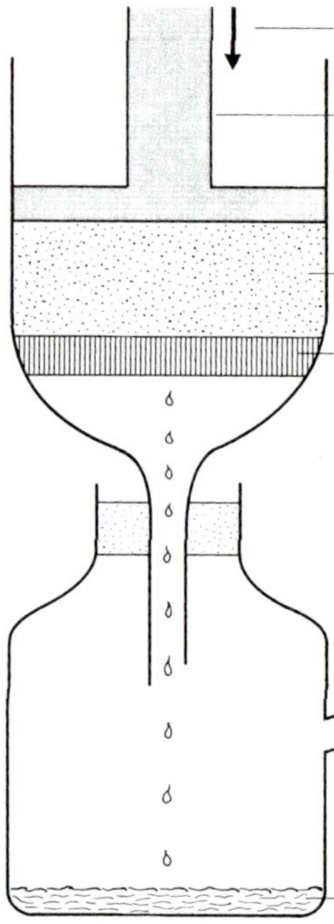

그림 2.3 여과, 가압과 감압 [M 150]

! 중요

한외여과가 일어나려면 콜로이드 침투압(흡인)을 넘는 것 같은 기계적인 힘이 필요하다.

모세혈관의 액체의 한외여과에 의한 사이질 내에의 이동과 모세혈관에 의한 재흡수 = 스탈링의 법칙(Starling theory)

정수압은 한외여과에 의해서 액체의 사이질에 이동을 가능케 하는 추진력이다.

❸ 모세혈관의 내막은 단백질분자에 대한 투과성이 거의 없다. 몇 가지의 고분자단백질은 사이질액 내에 확산하고 약간이지만 한외여과액 중에 존재한다. 원칙적으로 모세혈관의 내막은 반투과성의 **한외여과막** (ultrafiltration membrane)처럼 기능을 한다. 모세혈관은 동맥성 모세혈관과 정맥성 모세혈관으로 구별된다. 동맥의 말단은 혈관의 시작부터 그 중간까지, 정맥의 말단은 중간에서부터 그 끝까지이다. 정수압(Hydrostatic Pressure, PH)은 동맥성 모세혈관에서부터 정맥성 모세혈관에 걸쳐서 감소하여간다. 즉, 동맥말단의 평균압력은 정맥말단의 평균압력보다 높다. **동맥의 말단**은 진공이 된 병에 비유할 수 있다. 정수압은 여기서는 피스턴의 역할을 수행한다. 정수압이 혈장의 콜로이드 침

투압보다 높으므로, 단백질이 거의 함유되어 있지 않은 액은 모세혈관에서부터 사이질로 이동할 수 있다. 그러나 사물은 그렇게 단순한 것은 아니며 사이질 압력(PI)은 제로가 되는 일은 없다. 제로보다 높을 때 즉, PI가 플러스의 상태는 가로의 관이 닫히고, 그 속의 공기가 대기압보다 극히 약간 높은 진공이 된 병에 비유할 수 있다. PI가 제로보다 낮을 때, 즉 마이너스가 되는 경우는 대기압보다 낮은 압력이 가해지는 병의 상태에 비유할 수 있다. 첫 번째의 예에서는 여과가 가능해지려면 피스턴에서부터 가해지는 압력은 병 속의 압력보다 조금 높아야 한다. 두 번째의 예에서는 피스턴의 압력은 조금 낮은 것으로도 된다.

PH – PI = 실질 한외여과압

결론으로서는 모세혈관 동맥의 말단에 있는 한외여과는 정수압에 따라서가 아니라, **실질 한외여과압력**(Pue)에 따라서 일어나는 것이다. 실질 한외여과압력은 사이질압력과 정수압의 차이에 해당한다.

$$Pue = PH - PI$$

사이질 압력 PI가 대기압보다 낮으면

$$Pue = PH - (-PI)$$
$$= PH + PI$$

콜로이드 침투압은 혈액 속보다 사이질 속 쪽이 더 낮다.

단백질분자의 몇 가지는 여과되어 혈액의 수용성 물질과 함께 사이질에 침입하므로 사이질액은 혈장단백질을 조금 함유하지만, 단백질의 농도는 혈장 속보다 상당히 낮다. 그러나 이러한 것은 혈장 콜로이드 침투압이 혈장의 속만이 아니라(PO_p), 사이질액 속(PO_i)에도 약간 적지만 존재한다는 것을 의미하고 있다. 혈장 콜로이드 침투압 PO_p는 모세혈관 쪽에 수분을 유지하려고 하여 사이질액을 혈관 쪽으로 끌어당기는(**재흡수**) 작용이 있다. 반대로 사이질 콜로이드 침투압 PO_i는 사이질액을 유지하고, 그리고 만일 있을 수 있다면 혈청을 흡인하는 경향을 가질 것이다. 그러나 현실적으로는 PO_p는 PO보다 높으므로 **실질 재흡수압력**(Pre) 쪽이 우세하다.

재흡수: 액체의 모세혈관에의 되돌아옴. 정맥말단의 모세혈관에서 액체가 재흡수 된다.

PO_p = PO_i = 실질 재흡수 압력

$$Pre = PO_p - PO_i$$

❹ 정수압은 정맥의 말단보다 동맥의 말단에서 높고, 실질 한외여과압도 실질 재흡수압력보다 높다. 이것에 의해서 한외여과가 가능해진다. 정맥의 말단에서는 이것과는 반대의 현상이 관찰된다. 실질 재흡수압력이 실질 한외여과압력보다 높고 모세혈관에의 사이질액의 재흡수가 가능해진다(☞ 그림 2.4).

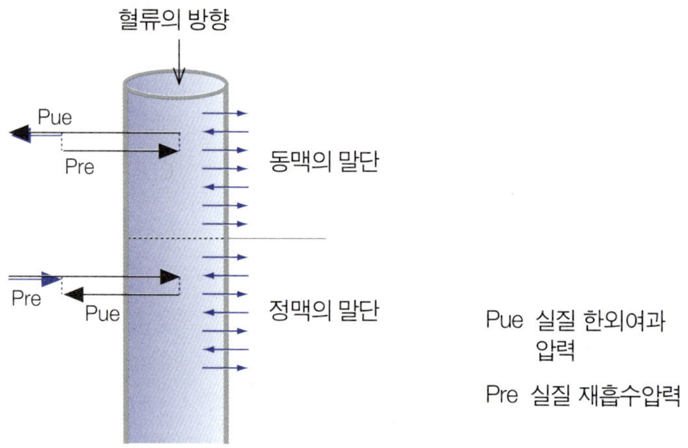

그림 2.4 모세혈관의 말단에서는 실질 한계여과압력(Pue)은 실질 재흡수압력(Pre)보다 높다. Pre를 나타내는 벡터(vector)를 Pue의 벡터에 투영하면, 모세혈관의 내강에서부터 밖으로 즉, 사이질로 가는 벡터가 남는다. 즉, 한외여과가 있다. 정맥의 말단에서는 실질 재흡수압력(Pre)은 실질 한외여과압력(Pue) 보다 높다. Pue를 나타내는 벡터를 Pre의 벡터에 투영하면, 사이질에서부터 모세혈관의 내강으로 가는 벡터가 남는다. 즉 **재흡수**가 있다. 모세혈관의 오른쪽에 있는 화살표는 동맥의 말단과 정맥의 말단이며 양 방향으로 일어나는 확산을 나타낸다 [L 190].

총 한외여과의 양과 순수 한외여과의 양

총 한외여과의 양은 혈액에서부터 한외여과가 된 액의 총량이다.

순수 한외여과의 양은 한외여과가 되고, 그 후 재흡수가 되지 않았던 액이다.
이 액은 림프관을 통해서 조직에서부터 배출되어야 한다.

모세혈관그물 전체에서 한외여과가 되는 액체성분의 양은 1분간에 약 20*ml*이다. 이 액을 총 한외여과의 양이라 한다. 한외여과와 재흡수는 완전하게는 균형이 잡히지 않고 총 한외여과의 양의 90%밖에 재흡수가 되지 않는다. 스탈링의 균형이 완전히 잡혀있지 않기 때문이다.
❺ 재흡수가 되지 않는 10%의 액체는 **순수 한외여과의 양**이 된다. 이것은 **생리적 부종**이라 부르는 것을 형성하므로 림프관에서부터 배출되어야 한다(☞ 그림 2.5).

! 중요

순수 한외여과의 양은 총 한외여과의 양과 재흡수가 된 액과의 차이이다.

1분간에 확산하는 240,000 *ml*의 물에 비하여 같은 시간에 한외여과가 되어 생산되는 20 *ml*의 물은 하잘 것 없다. 그러나 확산된 물은 림프의 생성에 극히 조금밖에 관여하지 않고 림프배액의 기법 영역에서는 작은

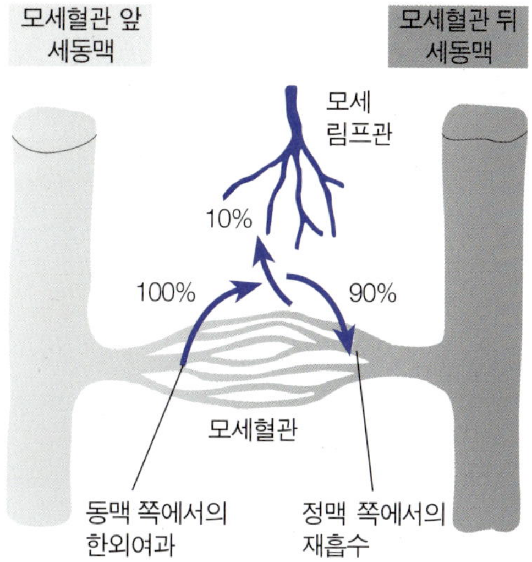

그림 2.5 동맥성 모세혈관과 정맥성 모세혈관의 한외여과와 재흡수 [L 190]

순수 한외여과의 양은 아래의 경우에 증가한다.

- Pue의 증가
- PI의 감소
- PO_i의 증가
- PO_p의 감소

역할 밖에 수행하지 않는다. 우리들이 정말 관심을 가지는 것은 순수 한외여과액의 생산증가에 수반하는 현상(부종의 생성)뿐이다.

림프배액기법에서 마사지사 · 물리치료사에게 관심이 있는 것은 **시간 단위에 생산되는 순수 여과량의 증가**에 의해서 생기는 2차적 변화이다. 이 현상은 다음의 경우에 일어난다.

- 실질 여과압력의 상승:
- 실질 재흡수압력($PO_p - PO_i$)의 감소 또는:
- 실질 여과압력의 상승(PH – PI)과 그것에 부수되는 실질 재흡수압력의 감소($PO_p - PO_i$).

❻ 실질 한외여과압력(PH – PO)은 아래의 것이 존재하면 상승한다.

- PH의 상승;
- PI의 감소 또는
- PH의 상승과 PI의 감소.

❼ 실질 재흡수압력은 아래의 것이 존재하면 감소한다.

- PO_p의 감소;
- PO_i의 상승, 또는
- PO_p의 상승과 이에 부수하는 PO_i의 감소.

순수 한외여과액의 생산의 증가를 일으키는 요인은 다양하다:

- PH의 상승은 **정맥의 울체**(수동적 충혈, ☞ 그림 2.6) 또는 **급성의 염증**이나 화산진흙(fango)을 몸에 도포하거나, 강한 마사지를 하였을

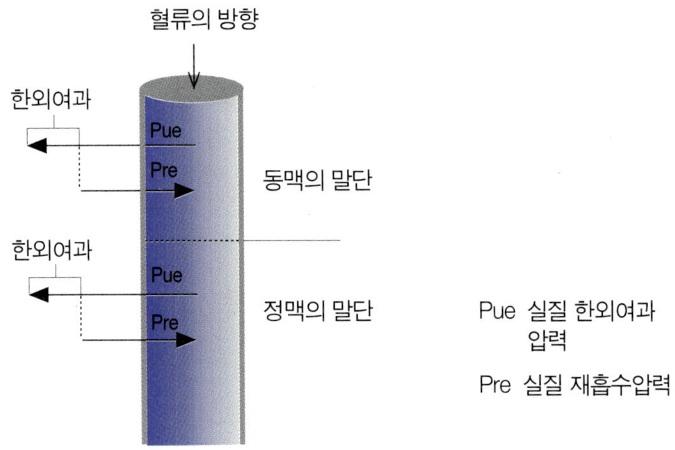

그림 2.6 정맥혈의 울체에 의한 스탈링 균형의 붕괴. 수동성 충혈의 결과로서 정수압이 상승하기 때문에 모세혈관의 말단에서 실질 한외여과압력이 실질 재흡수압력보다 높아진다 [L 190].

때의 체온의 대폭적인 상승에 의한 수동적 충혈로부터 일어나는 경우도 있다.

- PI의 감소는 악액질 또는 급성의 염증으로부터 일어나는 일도 있다.
- PO_p의 감소는 예컨대, 콩팥의 질병 때문에 소변에서부터 단백질 손실(침출성 장염)에 의한 장염이고, 대변에서부터 혈장이 대량으로 손실되었을 때, 또는 간의 질병 등에 의해서 단백질의 생산이 불충분한 경우에 일어난다.
- PO_i의 상승은 림프계의 질병이나 급성의 염증에 의해서 혈장단백질의 수송을 하는 세정맥의 투과성이 항진된 것 등에 따른다(☞ 2.2).

PH, PI, PO_p 그리고 PO_i는 **압력**인 것에 반해서 순수 여과의 양은 **시간단위당의 양**이며 ml/min으로 나타내는 것에 유의할 필요가 있다. 압력을 양으로 환산하려면 압력에 모세혈관 여과계수를 곱한다. 즉, 순수 한외여과량의 증가를 일으킬 가능성이 있는 요인에 모세혈관 여과계수의 상승이 추가되는 일이 있다. 이것은 예컨대, 급성의 염증의 경우에 관찰된다.

! 중요

급성 염증의 경우는 모세혈관 여과계수의 증가, 정수압의 상승, 모세혈관의 투과성이 항진하기 때문에 사이질액 내의 콜로이드 침투압은 상승하고, 한편 사이질 압력은 감소한다. 그 후 시간단위당의 순수 여과량이 증가한다.

? 질문

❶ 콜로이드 침투압이란 무엇입니까?
❷ 정수압은 어떻게 한외여과에 영향을 줍니까?
❸ 재흡수에 결정적인 것은 어느 압력입니까?
❹ 어째서, 일반적으로, 수용성 물질은 모세혈관의 동맥의 말단에서 한외여과가 되고 그 정맥의 말단에서 재흡수가 되는 것일까요?
❺ 순수 한외여과의 양이란 무엇을 의미합니까?
❻ 실질 한외여과압력을 상승시키는 것은 어떠한 요인입니까?
❼ 실질 재흡수압력을 감소시키는 것은 어떠한 요인입니까?

2.2 단백질 분자의 순환

단백질의 모세혈관 밖으로의 이동

모세혈관 내막의 혈장단백질분자에 대한 투과성은 완전히 침투하지 않는다는 것은 아니다(☞ 2.1). 몇 가지의 단백질분자는 한외여과액과 함께 사이질로 누출되고 동시에 다른 분자도 확산에 의해서 혈관으로부터 떠난다.

단백질분자는 생명에 관여하는 물질을 운반한다.

❶ 모세혈관 중의 혈장단백질이 사이질로 누출하는 것은 매우 중요하다. 특히 혈장단백질은 생존을 위해 반드시 필요한 많은 물질의 **수송기능**을 갖추고 이들의 물질은 분자로 결합되고 단백질과 함께 혈관으로부터 체세포로 이동한다.

단백질분자는 일단 사이질로 들어가면 확산에 의해서는 혈관으로 되돌아갈 수 없다.

❷ 어떠한 상황에 있어도 사이질액에 함유되는 혈장단백질의 양은 혈액 속의 양보다 훨씬 적다. 그 이유는 확산은 항상 분자농도가 높은 곳으로부터 낮은 곳으로 일어나기 때문에 농도경사에 반해서 하천 하류에서부터 하천 상류로는 일어나지 않는다. 이 때문에 사이질액 속의 단백질분자는 혈관으로 되돌아갈 수 없어 분자가 이동하려면 에너지가 필요하지만(☞ 2.1), 혈장단백질에 방향부여를 하여 활발하게 모세혈관으로 밀어 되돌리는 샘(gland)이 없다.

모세혈관으로의 단백질분자의 되돌아감

단백질분자를 되돌리는 것은 림프계의 주요 기능이다.

❸ 그러나 사이질에 누출한 단백질분자가 혈관으로 되돌아가는 것은 중요하다. 24시간에서 절반 이상의 혈장단백질이 혈관의 밖으로 나간다. 만일 단백질분자가 혈류로 되돌아갈 수 없다면 큰일이다. 단백질의 양은 격감하고, 그것에 의해서 혈장 콜로이드 침투압(PO_p)이 급격히 저하하여 대응하는 사이질 콜로이드 침투압(PO_i)이 상승한다.

그렇게 되면 생체에서부터 실질 재흡수압력(PO_p - PO_i)이 완전히 소실하고 혈관으로부터 나온 수용성 물질은 사이질에 갇힌 채로가 된다. 이것에 의해서 치명적인 **순환혈액량 감소성 쇼크**가 일어난다.

혈장단백질은 확산에 의해서는 혈관으로 되돌아갈 수 없어 다른 수단을 찾을 필요가 있다. 그래서 림프계가 개입하는 것이다. 순수 한외여과량 즉, 생리적으로 림프의 괴과 함께 림프계는 단백질분자를 흡수하여 정맥까지 운반한다(☞ 1.1). 혈장단백질의 순환은 혈관계, 사이질, 그리고 림프계를 통해서 이루어지는 것이다(☞ 그림 2.7). 호르몬단백, 경우에 따라서 의사가 사이질에 주입한 단백질은 단백질이 풍부한 림프가 괴는 것의 일부를 일으킨다고 생각된다.

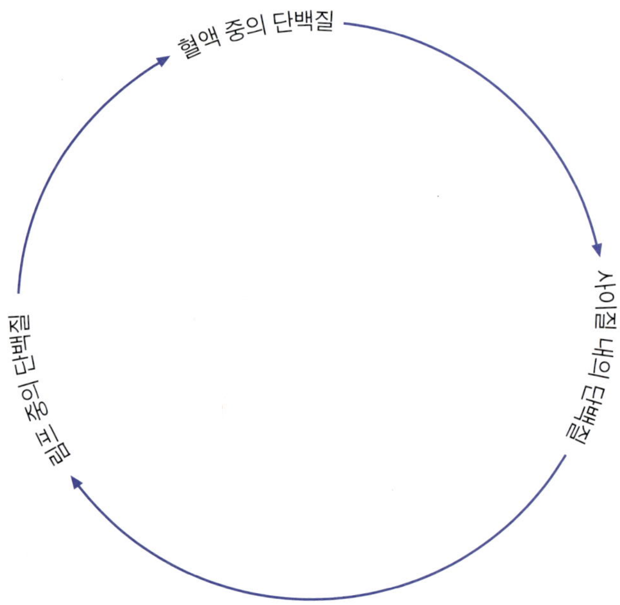

그림 2.7 혈장단백질의 "혈관 밖 순환".

? 질문

❶ 콜로이드 침투압이란 무엇입니까?

❷ 왜 사이질에 들어간 혈장단백질은 직접 모세혈관으로 되돌아갈 수 없는 것일까요?

❸ 왜 혈장단백질은 혈액으로 되돌아갈 수 없는 것일까요? 혈장단백질이 모세혈관에서부터 나온 후 사이질에 갇힌 채로 있으면 어떠한 일이 일어납니까?

3 림프의 생성과 흐름: "생리적 림프배액"

3.1 림프의 생성

피하조직 중의 림프의 생성

모세혈관의 구조:
- *내부:* 열을 이루어 배열한 내피세포
- *외부:* 단단한 기저막과 바깥표피세포

❶ 사이질액은 순수 한외여과액으로부터 생성되고 모세림프관으로 흘러 들어가면 림프라 불린다. 모세림프관(림프 원류)의 구조는(☞ 그림 3.2a) 모세혈관과 명확히 다르다. 모세혈관벽의 내피세포는 빈틈없이 배열하여 있고 단단한 바깥막(외막)의 내면을 덮고 있다. 막의 가쪽은 바깥표피세포가 군데군데 있다. 내피세포는 틈새나 구멍에 의해서 서로 사이를 두고 있다(☞ 그림 3.1).

모세림프관의 구조 :
- *내부:* 버팀줄 형성 하에 서로 겹치는 내피세포, 계류 필라멘트
- *외부:* 기저막에 대신하는 섬유그물, 바깥표피세포가 없음.

모세림프관의 내피세포는 지붕의 기와처럼 서로 **겹치고** 그 부분을 움직이는 **판막**을 형성하고 있다. 그곳은 **계류 필라멘트**라 불리는 탄력성이 있는 가느다란 섬유이고 사이질에 결합하고 있다. 림프관 벽의 가쪽 층은 이완된 **섬유그물**로 만들어져 있을 뿐이고 바깥표피세포는 없다(☞ 그림 3.2a).

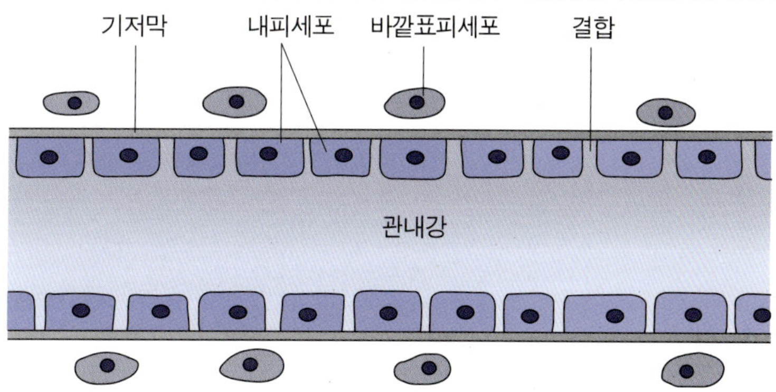

그림 3.1 모세혈관의 구조: 관강 쪽에 내피세포가 열을 이루어 배열하고 있으며 비관내강 쪽에는 기저막이 달라붙고 바깥표피세포가 에워싸고 있다 [L 190].

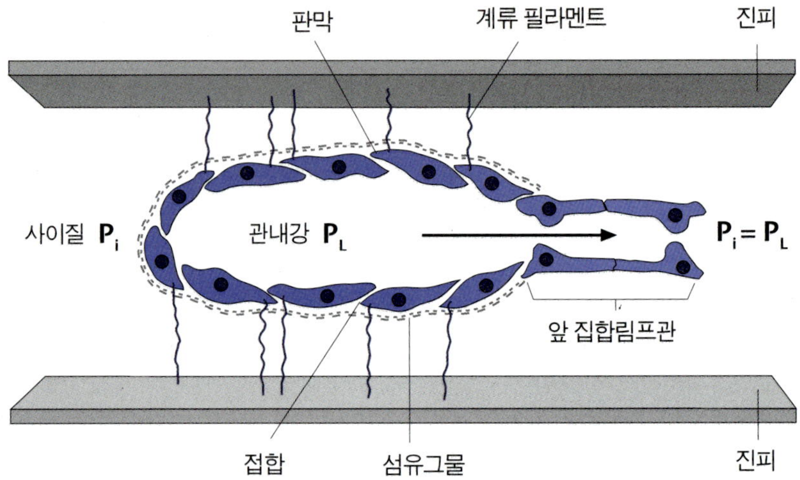

그림 3.2a 안정할 때의 모세림프관의 그림: 내벽의 안쪽은 기와처럼 겹치는 내피세포로 형성되어 있다. 계류 필라멘트가 사이질의 섬유구조에 고정되어 있다. 사이질 압력(P_i)은 림프 압력(P_L)과 같다. [L 190]

판막의 사이가 떨어진다.

가득 채우는 단계(☞ 그림 3.2b)

사이질 내에 액이 괴면 사이질 압력이 상승하고 사이질은 팽창한다. 계류 필라멘트는 긴장하여 판막에 장력이 작용한다. 내피세포 사이는 들여보내는 판막이 크게 열린 고랑으로 바뀐다. 그러면 사이질액은 사이질보다도 압력이 낮은 모세림프관으로 유입할 수 있다. 모세림프관이 채워짐에 따라 림프관 내압은 상승하여 가득 채우는 단계의 마지막에는 모세림프관 내의 림프 압력은 사이질 압력보다도 높아진다.

배출의 단계(☞ 그림 3.2c)

사이질 압력이 림프관 내압보다 높은 동안, 사이질액은 모세림프관에 계속 흘러들어간다. 그 동안에 사이질 내에서는 장력이 감소한다. 또한 탄성섬유가 신장하면 그만큼 원래의 상태로 되돌리는 힘이 강해진다. 고무 밴드에 붙어있었던 추를 갑자기 제거하였을 때처럼 계류 필라멘트는 최초의 이완된 상태를 회복한다. 판막은 다시 팽팽해지고 "들여보내는 판막"은 다시 닫힌다. 그리고 림프관 내압은 사이질 압력보다 높아진다. 극히 약간의 움직임이 있어도, 예컨대, 근육의 수축이나 림프배액기법의 작용에 의해서 사이질에 압력이 가해진 것만으로도, 모세림프관의 림프가 앞 집합림프관으로 흐른다. 그 사이, 림프의 일부는 한외여과에 의해서 사이질로 되돌아간다. 반대로, 단백질분자는 림프계에 갇혀있다. 따라서 단백질 농도는 림프 안이 사이질액 안보다 높아진다(☞

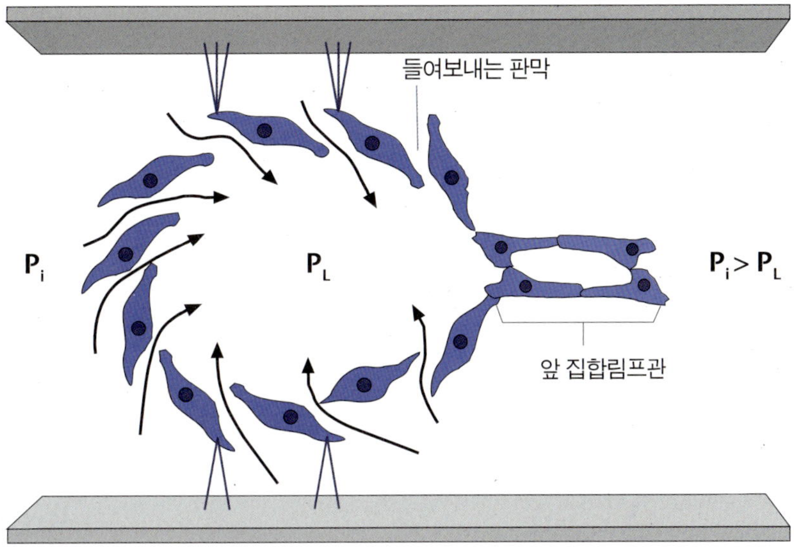

그림 3.2b 가득 채우는 단계
사이질액의 함유량이 높아진다; 사이질 압력(P_i)이 모세림프관 내압(P_L)보다 높아진다. 사이질이 신장한다. 계류 필라멘트는 사이질의 섬유구조와 판막에 고정되어 있고, 판막이 들어올려진다. "들여보내는 판막"이 열린다. 모세림프관과 앞 집합림프관의 왕래는 닫힌다. 사이질액이 모세림프관에 침입한다. [M 150]

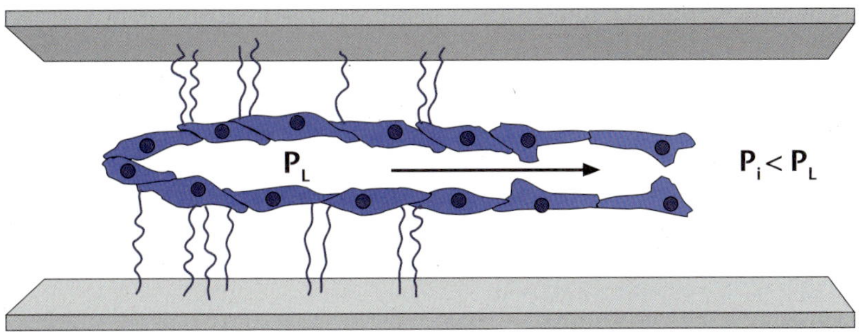

그림 3.2c 배출의 단계
사이질액의 함유량이 낮아진다: 사이질 압력(P_i)이 모세림프관 내압(P_L)보다 낮아진다. 탄성조직이 축소한다. "들여보내는 판막"이 닫힌다. 림프가 앞 집합림프관에 들어간다. 림프의 일부가 한외여과가 되어 사이질에 되돌아간다. 림프 농도가 사이질액의 농도보다 높아진다. [M 150].

전구림프절은 여기서 이미 사이질액과 성분이 다르다.

2.1). 게다가 모세림프관 일부의 내피세포는 이물질이나 병원체를 포식한다. 즉, 전구림프절이라 불리는 수입림프관의 림프는 사이질액과는 동일하지 않다는 것이다.

림프의 생산에 중요한 것은 사이질 압력의 계속적 변동이 필요하다는 것이다.

❷ 림프의 생산이 증가하려면 압력이 계속적으로 변동할 필요가 있다. 따라서 몸을 안정하였을 때는 림프의 생성은 적다. 모세림프관에 림프가 흡수되려면 사이질의 장력과 압력이 변화할 필요가 있다. 이 변화는 도수기법으로 일어나고 림프배액기법에 의해서도 일으킬 수 있다.

근육 내에서의 림프 생성

세동맥의 수축과 확장은 림프의 생성에 직접 작용한다.

❸ 근육다발 사이에는 세동맥과 림프관이 산재하여 있다. 모세림프관 내피세포의 계류 필라멘트는 한편에서는 근육다발막의 결합조직에 연결되고, 또 한편에서 세동맥의 바깥막의 결합조직과 연결되어 있다. 이 구성이 있기 때문에 혈관운동 수축기(세동맥 수축)에 모세림프관이 열리는 것이 가능하다. 혈관운동의 확장기(세동맥 이완)에는 근육다발과 혈관벽의 사이에서 모세림프관이 압착되어 림프의 배출이 된다(그림 3.3).

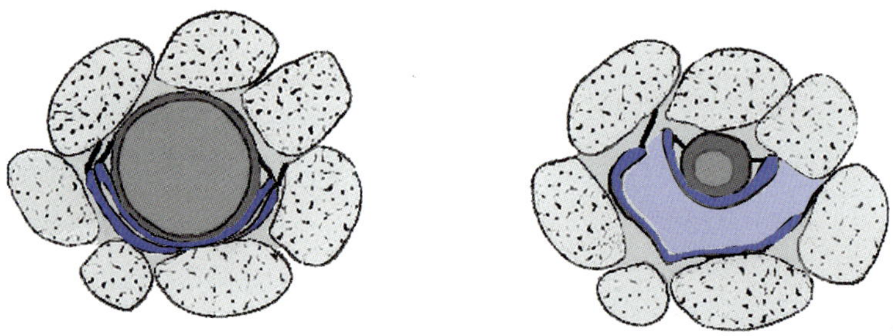

그림 3.3 근육 내에서의 림프형성에 있어서의 혈관운동의 역할. 왼쪽: 모세혈관 앞 세동맥의 확장기에 인접한 모세림프관이 압박되어 내부의 림프가 앞 집합림프관에 들어간다(배출단계). 오른쪽: 혈관의 수축기에는 림프관은 감압이 되어 다시 사이질로부터 림프를 받아들인다(충만단계). [L 111]

? 질문

❶ 모세림프관 벽의 구조는 모세혈관과 어떻게 다릅니까?

❷ 어떠한 점에서 림프배액의 기법이 림프의 생성을 촉진합니까?

❸ 림프의 생성에서 세동맥은 어떠한 역할을 수행합니까?

3.2 림프의 수송

림프 펌프: 림프관 분절과 그 운동성

림프관 분절은 심장을 축소한 것과 같은 것이다.

❶ 집합림프관은 모두 판막에 의해서 거리를 두고 구분되어 있다(☞ 1.1). 이들의 구분은 **림프관 분절**이라 불린다. 림프관 분절은 1분간에 약 10회의 빈도로 수축하고 맥이 뛴다. 림프관 분절의 림프의 흐름에 대한 작용은 심장의 혈류에 대한 작용과 조금 유사하다. 림프관 분절은 수축함으로써 펌프와 같이 림프를 보내는 것이다(☞ 그림 3.4).

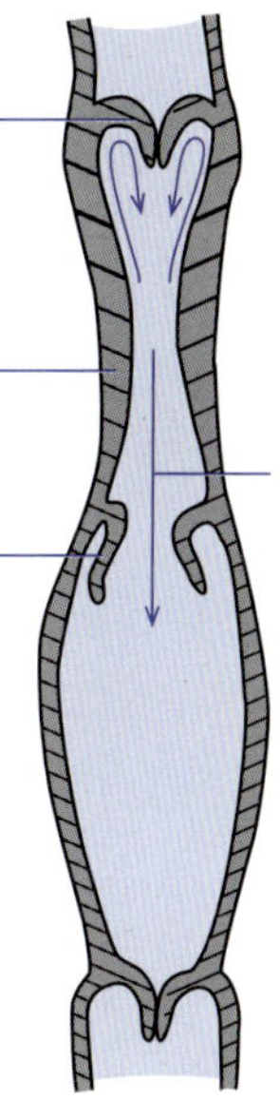

그림 3.4 림프관 분절이 수축할 때의 관 내벽의 판막과 근육의 연계 [C 155].

! 중요

심장과 마찬가지로 림프관 분절은 판막이 완전히 작용하지 않는 한, 그 임무를 수행할 수 없다. 림프관 분절이 수축할 때에는 먼쪽(원위)의 판막이 닫히고 몸쪽(근위)의 판막이 열리는 것이 필요하다(☞ 그림 3.4).

림프관 분절의 운동성은 각 구분의 근육의 자립한 펌프활동의 결과가 되고 일부는 자율신경 시스템과 다양한 생리활성물질에 의존한다. 공포(fear)와 같이 자율신경의 지배 하에 있는 민무늬근은 림프관 분절의 운동성에도 영향을 주는 일이 있고, 이 점도 또 하나의 심장과의 공통점이다. 다리의 깊은 림프관에서는 림프의 수송은 특유한 조건에 좌우된다.

이 영역에서는 동맥, 정맥, 림프관은 공통의 비탄성의 집 안에 묶여 수용되고, 동맥의 박동은 림프 수송의 주요 동력으로 되어있다.

림프 유량

유량은 정맥의 되돌아옴에 의해서 조절된다(프랭크-스탈링의 법칙)

림프관 분절은 기능적으로 **프랭크-스탈링(Frank-Starling)의 법칙**에 따른다. 이 법칙이란 심장의 배출량은 우심방에 들어가는 혈류량(괴)에 지배된다는 것이다. 예컨대, 보행에서 정맥에서부터의 되돌아옴이 증가하면 심실의 내벽은 신장하고 그것에 의해서 심근의 수축이 증대한다. 따라서 심방을 지난 혈액은 자동적으로 대동맥에 보내진다. 동시에 동굴심방결절(동방결절)의 신장과 베인브리지 반사(Bainbridge reflex)에 의해서 심박수가 증가한다.

림프 유량이 증가하면 림프관 분절은 림프의 유출량의 증가에 대응한다.

마찬가지로 림프 펌프의 활동은 림프관 분절을 지나는 림프의 양(**림프의 괴**)에 조절된다. 림프 생산의 증가가 원인으로 림프가 증가하면, 림프관 분절의 내벽과 동굴심방결절이 신장되고 림프관 분절의 민무늬근의 수축이 강화되어 1분간의 박동수가 증가한다. 림프는 하류에 있는 림프관 분절 내에 자동적으로 압착되어 림프의 유량 즉, 시간단위당의 **림프 유량**은 증가한다.

림프 펌프는 생체의 요구에 맞춘다.

림프 펌프는 림프관 분절의 내벽의 신장에만 반응하는 것이 아니라 생체의 요구에 따라서 그 활동을 적응시킨다. 예컨대, 출혈이 있었던 경우, (순환혈액량을 유지하기 위해) 림프관은 사이질액을 더욱 흡수하여 혈류에 수송한다. 림프계의 개입에 의해서 순환혈액량 감소성 쇼크를 피할 수 있는 것이다. 림프배액의 기법에 의해서 외부로부터의 림프관 분절의 신장반사를 일으키고 그 운동성을 증진시킬 수 있다.

림프계의 수송능력

림프계의 수송 능력은 시간단위당 림프 최대 수송량에 상당한다.

❷ 정맥 중의 혈액량(괴)이 증가해도 심박출량은 일정한 수준 정도까지만 증가한다. 안정할 때의 심박출량과 최대운동 때의 심박출량의 차이를 **심장 여력**이라 한다. **림프의 유량(DL)**도 마찬가지이다. 림프의 괴이 있을 때 림프 유량은 일정한 수준까지 증가할 수 있다. 이 최고치를 "림프계의 수송능력"이라 부른다. 안정할 때의 림프 유량과 수송능력의 차이를 **림프계 기능의 여력**이라 한다.

❸ "능력"이라는 개념은 림프의 한정된 양이 시간단위에 림프계 안을 흐르는 것이다. 림프관 분절의 운동기능이 완전히 가동해도 이 최고치를 넘을 수는 없다.

! 중요

림프계의 수송능력이란 시간단위의 림프 최대 수송량에 해당한다.

림프 흐름에 있어서의 림프절의 역할

림프절을 통과하면 림프의 세포 함유량이 변화한다.

림프절은 면역에만 도움이 되는 기관은 아니다. 림프의 수송에도 중요한 역할을 수행한다.

❹ 보통의 상태에서는 림프의 대부분은 림프절의 모세혈관에 재흡수가 된다(☞ 1.2). 또한 림프절로부터 나오는 림프의 양은 수입 림프관에서부터 보내지는 양보다 훨씬 적다. 수출 림프는 수입 림프보다 단백질, 림프구 모두가 약간 많이 함유한다.

병리적 상태에서는 수용성 물질이 한외여과가 되어 림프절의 림프에 혼입된다. 이 경우, 수출 림프가 수입 림프보다 많아지고 수출 림프 중의 단백질과 림프구의 함유량은 수입 림프 중보다 적어진다. 이것은 림프절이 정맥울체 구역에 있을 때나 혈장단백질의 농도가 보통의 상태보다 낮아질 때(저단백), 또는 이 두 가지 현상이 동시에 발생하였을 때에 일어난다. 이 상태를 "림프의 굄"의 증가라 하고 그 결과, 수입 림프관에 울체가 일어나는 경우가 있다.

즉, 수출 림프관과 수입 림프관의 림프는 양이 다를 뿐만 아니라, 단백질과 림프구의 함유량도 다르다. 건강한 사람에서는 수출 림프관의 림프가 림프구를 많이 함유하는데, 이것은 림프의 재흡수만이 아니라 림프구가 림프절에서도 생성되기 때문이다. 수입 림프관의 림프는 수출 림프관의 림프보다 큰포식세포(macrophage)를 보다 많이 함유한다.

림프의 비면역기능은:
- "림프의 재흡수실" 기능
- 림프 저장고의 기능

림프절은 또 하나의 비면역기능이 있다. 림프의 일시적 저장고가 된다는 것이다. 림프가 괴어 림프절이 팽창하면, 림프절 피막의 신경분포 근육이 수축하여 수출림프관 중에 림프가 송출된다.

! 중요

확장된 림프절이 있다면 시술자는 의사에게 알려야 한다.

? 질문

❶ 림프관 분절이란 무엇입니까?

❷ 심장과 림프에 관한 프랭크-스탈링의 법칙이란 무엇입니까?

❸ 림프계의 수송능력이란 어떠한 것입니까?

❹ 집합림프관의 림프절의 비면역기능은 무엇입니까?

3.3 림프계의 안전밸브 기능

2.1장에서 시간단위당의 순수 한외여과의 양이 증가하면 어떠한 변화가 일어나는지를 보았다. 또한 이 순수 한외여과의 양은 **생리적 부종**에 해당된다는 것도 보았다. 림프계는 이 괴는 양의 증가에 반응하여 림프 배출량이 증가한다는 것도 보여주었다.

❶ 림프관의 활동은 생리적으로 림프가 괴는 양에 반응하여 림프 배출량을 증가시키는 일이며, 이것은 안전밸브에 비유할 수 있다. 이 기능에는 두 가지의 현상이 수반한다. 우선 사이질액의 증가에 의해서 모세관의 림프 생성이 증가한다. 그리고 프랭크-스탈링의 기전에 의해서 림프펌프가 활발해져 림프관 분절의 운동성이 높아진다.

이 안전밸브가 없으면 사이질액이 사이질에 남아 조직이 팽창한다. 그리고 **세포 밖 부종**(세포의 수분 함유량이 증가하는 경우에는 세포 내 부종이라 한다)이 나타난다.

! 중요

❷ **세포 밖 부종**이란 사이질 내의 액체가 축적하여 만들어지는 눈에 보이고 촉지가 가능한 팽창을 말한다. 다른 조직의 팽창과 이 부종을 식별하려면 손가락으로 조직을 누르면 된다. 만일 움푹 패어 흔적이 남는(누른 흔적) 경우에는 이 부종이다(☞ 그림 3.5). 단백질을 많이 함유하는 부종인 경우에는 손가락을 뗀 후 움푹 팬 것이 전혀 없다. 왜냐하면 시간과 더불어 부종조직이 결합조직으로 바뀌어버리기 때문이다(☞ 4.1). 세포 밖 부종은 증상에 불과하므로 그것을 발견해도 진단한 것으로는 되지 않는다.

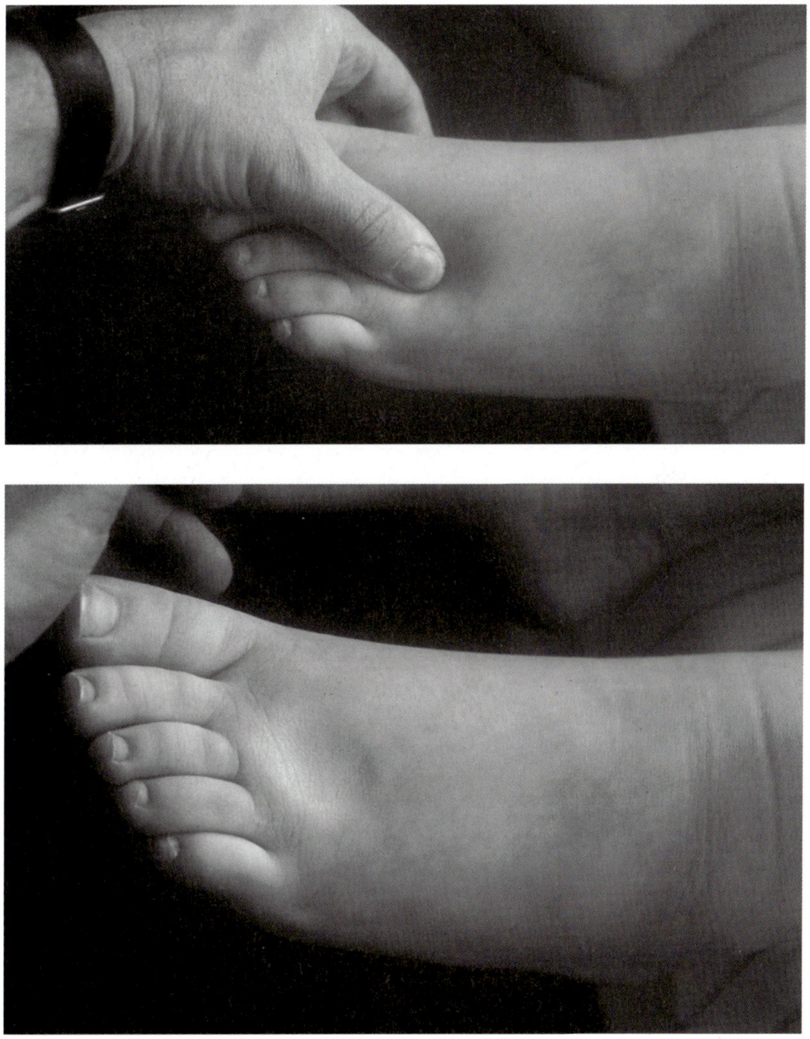

그림 3.5 발등의 부종 "누른 흔적 검사" [M 122]

? 질문

1. 림프계의 안전밸브 기능이란 어떠한 것입니까?
2. 세포 밖 부종이란 무엇입니까? 세포 내 부종이란 무엇입니까?

4 림프관 부전

림프관이 부전인 경우는 생리적으로 괴는 양의 수송도, 안전밸브의 역할도 수행할 수 없다.

림프계의 주요 기능은 안정할 때의 순수 한외여과액 즉, 생리적으로 림프가 괸 양과 단백질분자를 배출하는 것이다. 그리고 안전밸브의 기능도 수행한다. 림프관 부전의 경우는 생리적으로 림프가 괴는 양의 수송을 할 수 없고, 또한 안전밸브의 역할도 수행할 수 없다.

! 중요

❶ 보통 때는 림프관의 수송능력은 생리적으로 림프가 괴는 양보다 크다. 그러나 부전인 경우는 반대가 되어 생리적으로 림프가 괴는 양이 림프관의 수송능력보다 커진다.

림프관 부전은 세 가지 형태가 있다:

- 역학적 부전(양이 많다)
- 기계적 부전(양이 적다)
- 혼합형(안전밸브 기능부전)

4.1 역학적 부전(양이 많다)

역학적 부전
- 건강한 림프관
- 보통의 수송력
- 보통 수송능력보다 많은 림프가 괸 양
- 림프의 양은 수송능력에 대응한다.

❷ 시간단위당에 생산되는 순수 한외여과의 양 즉, 단백질을 함유하는 림프가 괴는 양이 림프관의 수송능력보다 커지지만, 해부학적, 기능적으로 문제가 없는 경우에는 역학적 부전이 된다.

❸ 그렇게 되면 사이질 중에 액이 축적하여 세포 밖 부종이 나타난다.

림프계는 한정된 양의 액밖에 수송할 수 없다:
- 일정량의 림프가 생산된다.
- 림프 펌프는 한정된 유출량 밖에 공급할 수 없다.

수송능력 즉 유량의 최고치가 있는 이유는 이미 기술하였다.

- **림프의 생성**은 무한대로 증대할 수 없다(☞ 3.1)
- **림프 펌프**의 배출량은 무한대로 증가할 수 없다(☞ 3.2)

4.2 기계적 부전(양이 적다)

기계적 부전:
- 질병이 있는 림프관
- 수송능력의 저하
- 보통의 림프가 괴는 양
- 림프 유출량은 수송능력의 저하에 대응한다.
- 1차성 림프 부종
- 2차성 림프 부종

❹ 림프관이나 림프절, 또는 양쪽의 다양한 질환에 의해서 수송능력이 생리적으로 림프가 괴는 양보다 낮아지는 경우가 있다. 그렇게 되면 부종이 발생한다. 단백질을 많이 함유하는 세포 밖 부종부터 시작되고, 적절한 처치를 하지 않으면 중증의 조직 장애가 일어난다. 림프부종은 울체를 제거하는 복합 물리치료의 주요 적응증이며 림프배액의 기법도 이 치료의 하나이다.

보통, 림프관이나 림프절 또는 양자의 발달이상으로 일어나는 1차성 림프부종, 악성의 종양, 염증의 과정, 외상, 외과수술과 방사선 치료 등이 림프관이나 림프절 또는 양자에 장애를 일으키는 2차성의 림프부종을 구별한다.

4.3 안전밸브의 기능부전

안전밸브 기능부전 :
- 수송능력의 저하
- 림프가 괴는 양의 증가

❺ 림프관의 수송능력이 저하하고 동시에 생리적으로 림프가 괴는 양이 증가하면 안전밸브 기능부전이 일어난다. **역학적 부전**이 오래 걸리는 경우는 수송능력이 서서히 감소하는 경우가 있다. 림프관 분포가 오랜 동안 완전히 회전하지 않을 수 없을 때 림프관 내압이 상승하여(**림프압력 항진**) 집합림프관의 내벽과 판막은 그것에 의해서 부과되는 과도한 부담에 무제한으로는 견딜 수 없다(☞ 1.1). 림프 압력에 의해서 림프관은 세로로 팽창하고 **판막부전**을 일으킨다. 판막은 말끔히 닫히지 않게 되어 림프관 분절의 수축(기)에는 림프는 앞쪽만이 아니라, 말단 쪽으로도 압착된다. 압력항진이 계속되면 마지막에는 림프관 내벽의 투과성이 항진하여 내벽부전이 된다. 림프가 주위의 결합조직에 침투하고 관이 단단해

림프관 손상:
- 높은 림프압력
- 판막부전
- 내벽부전
- 림프관분절경화증

져 **림프관 경화**현상이 일어난다. 기계적인 부전의 경우에는 생리적으로 림프가 괴는 양이 언제라도 증가할 가능성이 있다.

안전밸브 기능부전의 영향

❻ 안전밸브 기능부전이 있으면 림프부종의 복합형이 관찰되고, 질환 부위에서는 세포사가 일어날 수 있다.

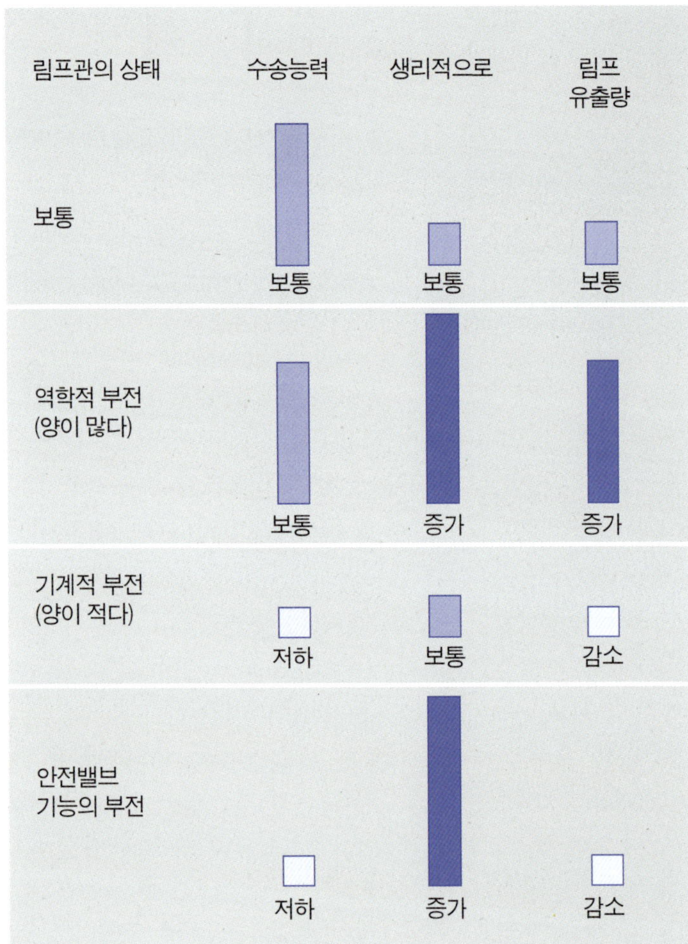

그림 4.1 림프관이 보통으로 기능하고 있는 경우의 수송능력, 생리적으로 림프가 괴는 양, 림프 유출량, 역학적 부전, 기계적 부전, 안전밸브기능의 부전 [C 157]

우심실 부전이 되면 전체적인 정맥성 울체가 일어나고 실질 한외여과압력이 상승한다.

특수한 사례: 혈류 역학적 부전

❼ **혈류역학적이라 일컬어지는 부전**은 안전밸브 기능부전의 특별한 형태이다. 이것은 우심실부전의 결과로서 일어난다.

우심실이 약화되면 심실 내 혈액을 전부 허파동맥으로 배출할 수 없게 되어, 우선 우심방에 울체가 일어나고 서서히 정맥 전체로 확산된다. 정맥압이 상승하고 **정맥성 울혈**이 도처에서 일어난다. 이에 수반하여 정수압이 상승하여 실질 한외역과압력이 상승한다(☞ 2.1). 그렇게 되면 순수 한외여과액 즉, 생리적으로 림프가 괴는 양이 증가한다. 림프관은 이에 반응하여 안전밸브 기능을 활성화하지만 왼쪽 정맥각(venous angle)에서도 상승하고 있는 압력, 즉 생리적으로 림프가 괴는 양의 증가에 안전밸브 기능이 방해된다. 수송능력이 생리적으로 **림프가 괴는 양**의 증가에 의해서 낮아져버리고 생리적으로 림프가 괴는 양이 수송능력보다 높아지면, **심장성 부종**이 발생한다.

? 질문

❶ 림프관 부전의 경우 수송능력과 생리적으로 림프가 괴는 양은 어떠한 관계에 있습니까?

❷ 역학적 부전이란 어떠한 것입니까?

❸ 역학적 부전은 어떠한 결과를 초래합니까?

❹ 기계적 부전이란 어떠한 것입니까? 그것은 어떠한 결과를 초래합니까?

❺ 안전밸브 기능의 부전이란 무엇입니까?

❻ 안전밸브 기능의 부전은 어떠한 결과를 초래합니까?

❼ "혈류역학적 부전"이란 어떠한 것입니까?

5 림프의 생성과 림프관 분절의 운동성에 대한 기법의 효과

5.1 DLM과 림프의 생성

DLM과 림프 유량

DLM의 효과에 의해서 림프 유량이 증가한다.

림프 유량은 실험에 기초하여 측정할 수 있다. 완전하게 안정할 때에는 매우 낮지만, 손발의 하나라도 움직이면 상승한다. 가벼운 운동 중에 환부 쪽 팔다리에 **정지 원**(stehender Kreis) 기법을 하면(☞ 6.1) 림프 유량이 대폭적으로 증가한다.

림프의 생성 증대

앞 림프관모양 조직 내액의 공급량 증가

DLM을 시술할 때의 림프 유량의 증가는 **림프의 생성 증대**에 따른다. DLM의 시술을 하면 앞 림프관모양 조직 내의 사이질액이 더욱 대량으로 모세림프관에 침투한다.

가득 참과 배출의 단계에서의 DLM의 효과

DLM의 단속적인 압력에 의해서 모세림프관의 가득 참과 배출을 가속한다.

DLM의 시술로 압박과 신장을 율동적으로 번갈아 시행하면, 림프 원류의 가득 참과 배출의 단계의 빈도가 증가한다(☞ 3.1).

5.2 DLM과 림프관 분절의 운동성

DLM은 림프관 분절의 운동성을 활발하게 한다.

DLM은 림프 생성에 효과가 있고 **림프관 분절의 운동**도 활발하게 한다. 림프 생성의 증대가 림프관 분절에 유입하는 림프의 양을 더욱 증가시키고 그 내벽은 안쪽으로부터 신장한다. 또한 기법의 회전운동에 의한 외부로부터의 신장도 가해져 프랭크-스탈링의 기전이 활발해지고 림프 유량이 증가한다(☞ 3.2).

림프 생성의 증대와 림프 수송의 가속에 의해서 시간단위당에 수송되는 림프구가 증가한다.

! 중요

DLM의 일련의 효과

- DLM에 의해서 림프 생성이 증가한다.
- 림프 유량의 증가에 의해서 림프관 분절의 내벽이 신장한다.
- 림프관 분절의 내벽의 신장이 림프관 분절의 운동성을 촉진시킨다 (프랭크-스탈링의 기전).

림프 유량이 증가한다.

? 질문

DLM은 어떠한 형태로 림프 생성과 림프관 분절의 운동성에 영향을 줍니까?

6 DLM의 기본원리

6.1 기법

보더의 기본기법

보더의 4가지 기본기법

❶ 소개하는 DLM은 보더(Vodder)의 네 가지 기법에 기초를 두고 있다.

- 정지 원(stehender Kreis)
- 혼합 원운동
- 펌프의 기법
- 퍼내는 기법

각 기법은 두 단계로 시행한다.

- 미는 단계
- 이완의 단계

❷ 4가지 기법의 순서는 같은 도식에 따르고 아래와 같이 갈린다;

- **미는 단계**에서는 피부를 온화하게 돌리는 것처럼 잡아 늘이고, 액을 림프가 흐르는 방향으로 향하게 한다. 이 잡아 늘이는 것이 피하조직의 림프관에 전달되어 림프관 분절의 운동성을 높인다(☞ 3.2); 사이질 압력의 증대는 보통 림프의 생성을 촉진한다.
- **이완의 단계**에서는 시술자의 손은 피부와의 접촉만을 유지하고 손은 수동적으로 조직에서부터 떨어져 림프관은 상류에서 림프로 채워진다(흡인작용).

미는 단계에서부터 이완의 단계로 옮겨가는 것은 급격하지 않고 단계적으로 시행한다. 천천히 초(second)의 리듬으로 작업하고 하나의 움직임을 5~7회 반복한 다음에 다음으로 옮겨가는 것도 중요하다.

! 중요

기본기법의 선택은 처치하는 부위에 따른다. 각 동작은 같은 장소에서 5~7회 반복해서 시행하고 먼쪽의 방향으로 서서히 진행한다. 그 후, 처치하는 곳을 3, 4회, 이번에는 몸쪽의 방향으로 시행한다(재동작). 각 기법은 초단위로 작업하는 것에 유념한다. 가급적 손을 평탄하게 놓고 손을 긴장시키지 않고 시행하면 좋다.

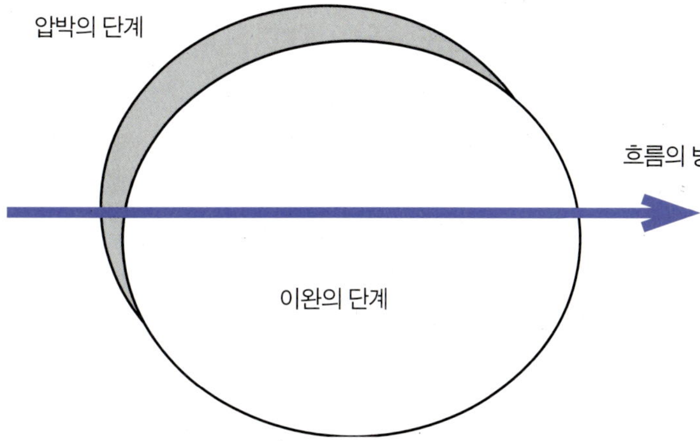

그림 6.1 기본기법의 전개 [M 122]

떠다니고 있는 부종액의 이동
- 펌프의 기법
- 팔찌의 압력

부종의 기법

이들의 기법은 부종의 사이질액을 사전에 처치한 부위에 강제적으로 흐르게 하는 목적이 있다(☞ 6.2). 미는 단계는 수 초동안 계속되지만, 미는 방법은 특별히 강하지 않다(☞ 6.2).

보통 다음의 두 가지 기법이 사용된다.

- 양손에 의한 **펌프운동**
- **팔찌**(bracelet)**의 압력**: 양손은 환부 쪽의 팔다리를 에워싸고 피부의 위를 미끄러지지 않게 하여 부종의 사이질액을 이동시킨다. 이 기법은 팔, 손, 종아리 그리고 발 이외에는 사용하지 않는다.

아래의 경우는 부종의 기법을 사용하지 않는다.
- 정맥류
- 방사선 장애
- 지방종
- 통증

금기

아래의 경우에는 부종의 기법을 사용해서는 안된다:

- 정맥류
- 방사선 조사에 의한 조직 장애(방사선성섬유증) :
- 통증이 있는 지방종(보통 다리에 생기는 좌우 대칭의 지방이 괸 것): 지방종은 림프부종과 동시에 생기는 일이 많고 거의 반드시 여성에게만 생긴다.

? 질문

1. 보더의 4가지 기본기법은 무엇이라 불립니까?
2. 림프배액 기법의 각 단계란 무엇일까요?

6.2 DLM의 실시

흐름에 대한 강한 저항이 있기 때문에 기법은 천천히 신중하게 시행하지 않으면 안된다.

전제: 흐름의 저항

❶ DLM의 시술은 림프계의 스트레스 유발요인이 된다는 것을 인식해야 한다: 사용하는 기법의 영향을 받는 맥관은 구경 1 mm 이하이다. 판막이 없는 모세림프관그물(☞ 1.1)이나 앞 림프관모양 경로(☞ 1.1)의 구경은 더 작다. 관의 구경이 작으면 작을수록 액이 흐르기 위한 저항은 강하다. 그러므로 기법은 언제나 **천천히 부드럽게 점진적으로** 시행할 필요가 있으며, 그렇지 않으면 관이 손상되어버린다.

비교의 1예: 내용물이 가득 찬 주사기는 바늘이 없으면 힘을 가하지 않아도 빨리 빈 상태가 된다. 반대로 가느다란 카뉠레(Kanüle)를 장착하면 빈 상태로 하려면 더 힘이 필요하게 되고 또한 시간도 걸린다.

시술의 순서

몸쪽에서의 예비처치

매번 최초에 몸쪽의 예비처치를 한다.

DLM은 반드시 몸쪽(근위)의 **예비처치**부터 시작해야 한다. 이 처치는 치료의 성공을 결정하는 인자가 된다.

❷ 몸쪽의 예비처치를 하면 상류에 있는 부종이 이동하는 곳을 만들 수 있다. 사이질액은 울체조직에서부터 준비한 부위로 흐르고, 거기서부터 정맥계로 배출할 수 있다. 이 처치는 몸쪽의 림프관 분절의 운동성을 지속적으로 활성화하고 먼쪽(원위)에 있는 림프의 **흡수작용**을 촉진한다.

처치는 항상 몸쪽에서부터 먼쪽으로 시행한다.

울체부위와 서로 인접하는 건강한 중앙 림프관은 **상류**의 부종을 싣기 전에 스위치를 넣는 컨베이어에 비유할 수 있다.

! 중요

팔다리는 하류를 사전에 처치하지 않는 한, 먼쪽에서부터 몸쪽으로 향해서 시술을 하여서는 안된다.

처치

다리와 발에 종창(swelling)이 있는 경우의 처치사례:
우선 샅고랑부위와 허벅지의 림프관, 때로는 배와 허리부위의 깊은 림프줄기도 예비처치를 한다. 이전 처리를 끝내고 처음으로 울체부위의 관리를 시작한다. 사전에 준비한 부위에의 림프의 이동이 마지막 단계가 된다.

어느 정도의 세기를 가하여 기법을 시행하는가?

지나치게 강한 기법은 계류 필라멘트를 손상시키는 일이 있다.

지나치게 약한 기법은 기대하는 효과를 얻을 수 없다.

손상을 일으키지 않고 동시에 추구하는 효과를 얻을 수 있는 기법을 시행해야 한다. 손은 피부의 위를 미끄러지는 것이 아니라, 피부가 신장하도록 충분히 강하게, 그러나 과도하게 되지 않도록 시행한다.
❸ 과도한 압력은 계류 필라멘트(☞ 3.1)를 파괴하거나 활발하게 펴서 올리는 집합림프관의 내벽에 근육경련이 일어날 우려가 있다. 반대로 압력이 지나치게 약하면 기대한 효과를 얻을 수 없다.

! 중요

DLM 기법의 세기에 **일반적 수치**는 없으며 처치하는 부위의 상태에 맞춘 기법을 실시해야 한다. 예컨대, 볼기부분에서는 목 부분보다 강력하게 시행한다. 이러한 조건에서 "최적의 압력"을 결정하려고 하는 것은 별로 의미가 없다.

어떤 리듬으로 시행해야 하는가?

지나치게 빠른 동작은 림프관의 효율이 저하한다.

이미 언급한 것처럼 초(second)의 리듬으로 시행한다. 이것보다도 빨리 시행하는 것은 의미가 없다. 왜냐하면 건강한 집합림프관의 경우, 림프관 분절의 수축의 빈도는 안정할 때에 1분에 6회, 운동할 때에 20회이기 때문이다.

이 밖에 무엇을 고려해야 하는가?

위치와 휴식을 고려하시오.

기법에 의한 림프관 분절의 활성화는 그 후 일정시간 계속된다. 시술 후, 가능하다면 림프가 흐르기 쉬운 위치에서 환자는 일시 쉬면 좋다.

? 질문

❶ 왜, 기법은 천천히 온화하게 시행하지 않으면 안 되는가?
❷ 왜, 울체부위의 인접한 건강한 부위를 우선 처치하지 않으면 안 되는가?
❸ 기법이 지나치게 빠르거나, 지나치게 강한 경우, 무엇이 일어날 위험성이 있습니까?

6.3 DLM과 PCD의 적응과 금기

DLM과 PCD는 아래의 임상질환의 치료에 권장된다.

- 림프부종(1차성과 2차성)
- 지방종(과 혼합형, 예컨대 지방 · 림프부종), 그리고 양성의 대칭성 지방종증(이른바, Madelung syndrome)
- 림프체류 정맥성 부종
- 외상 후 또는 수술 후의 부종
- 병원체의 관여가 없는 염증성 부종(이를 테면, 피부경화증)
- 마비에 의한 부종

물리치료를 처방하는 의사는 언제나 모든 실무를 알고 있는 것은 아니다. 특히 DLM에서는 이러한 것이 성립한다. 왜냐하면 유감스럽게도 의학 안에서 림프학은 하찮은 지위에 있기 때문이다.

치료는 장기간에 걸치는 일이 많고, 처방할 때, 예단할 수 없었던 문제가 치료기간 중에 나타날 가능성이 있다. 또한 시술자는 적용과 금기의 모두를 알지 않으면 안되고, 의문이 있으면 환자의 담당의사에게 곧 지시를 요청한다.

몸의 어느 부위에도 적응하는 **일반적 금기**와 목의 처치와 복강의 배액에 관한 **특별한 금기**를 구별한다. 이 국소적인 금기는 관련되는 단원에서 언급하고 있다.

❶ 이들의 금기는 **절대적인** 것과 **상대적인** 것이 있고 상대적 금기는 때로는 의사가 금지를 해제할 수 있으나 상대적 금기는 금지를 해제할 수 없다.

의문이 있으면 반드시 환자의 주치의에게 지시를 요청한다.

여러 가지 형태의 금기:

- 일반적인 금기
  몸의 모든 부위에 또는 특별한 부위에 대하여
- 특별한 금기
  목의 처치와 복강의 배액에 대하여

아래를 구별한다.

- 상대적인 금기
- 절대적인 금기

일반적인 금기

❷ DLM은 **울혈성심부전**에는 **절대적으로 금기**이다. 심장부종(☞ 4.3)에는 DLM은 결코 시행해서는 안된다는 것이다! 병원성의 균(미생물, 균류, 바이러스)에 의한 급성의 염증도 절대적 금기이다. 이러한 것은 기법의 작용으로 균이 확산되고 패혈증이 일어날 가능성이 있다. 반대로 활발한 암에 의해서 만들어진 **악성의 림프부종**은 상대적 금기이다.

? 질문

❶ 의사는 절대적인 금기를 해제할 수 있습니까? 절대적인 금기와 상대적인 금기의 차이를 설명하시오.

❷ 심장부종은 DLM으로 치료해도 괜찮습니까?

6.4 다양한 처치부위의 기법의 순서

기법의 순서는 논리적으로 림프관의 해부학상 경로를 따라간다.

그 후에 제안하고 있는 순서는 에밀 보더 박사의 권고에 대응하고 있으나 의무적인 것은 아니다. 유일한 의무는 순서가 림프관의 해부학적 경로와 일치하고 있다는 것이다. 이 때문에 6.2에 설명한 원칙을 학습하고 그것에 따르는 것이 중요하다.

기법의 선택은 만나는 상황에 따라서 결정된다.

기법 자체의 테크닉에 관한 지시도 문자 그대로 따를 필요는 없다. 만나게 되는 기법을 적응시키는 것이다. 예컨대, 발등이 상당히 부어있는 경우는 손을 평탄하게 놓고 하는 것이고 엄지손가락이나 손가락 끝 바닥을 사용하려고 하는 것은 불합리하다. 제7, 8, 9, 10장에 제안하고 있는 순서는 아래의 문제의 기본처치가 된다.

기법의 순서는 아래의 치료의 기본이 된다.
- 림프 흐름의 국소적 장애
- 부종형성을 수반하는 혈액순환계의 질병

- **림프 흐름의 국소적 장애**: 정맥의 울체에 의한 2차적 부종, 외상성 또는 수술 후의 부종, 반사성교감신경성퇴행위축 DSR(Sudeck 위축병), 마비 후의 2차적 부종
- **혈액순환계의 질병**이고 그 임상질환은 류마티스질환과 같이 부종의 형성을 포함한다.

1차성 림프부종과 2차성 림프부종(☞ 4.2)은 이들에 적합한 기법을 시술자가 가장 적응이라 생각하는 순서로 처치해야 한다. 그러나, 울체부위에 인접한 건강한 부위에 예비처리를 하려면 아래의 여러 단원에 기술한 순서를 모두 터득할 필요가 있다.

! 중요

특별한 임상질환의 처치, 특히 림프부종의 관리는 이 책과 같은 예비과정을 위한 책에서는 다루지 않는다. 그 교육은 보통 물리치료사의 면허소지자를 위한 것이다.

? 질문

제6.2장에서 보여주고 있는 DLM의 원칙을 다시 한번 설명하시오.

7 목의 림프절과 이들이 속해있는 영역의 처치

7.1 해부학적 기초

림프절 그룹과 영역

목 부위에서는 표층〔**얕은목림프절**(천경림프절)〕과 깊은 층〔**깊은목림프절**(심경림프절)〕을 구별하고, 또한 몸쪽 영역(**아래깊은목림프절**)과 먼쪽 영역(**위깊은목림프절**)(☞ 7.1)으로 구별하고 있다. 아래깊은목림프절에는 머리와 얼굴 영역의 림프, 어깨와 목, 즉 구분선에서부터 위, 복장뼈(흉골)에서부터 빗장뼈(쇄골)를 지나 어깨뼈가시(견갑극)까지의 범위의 림프가 모인다.

림프줄기

머리, 목, 얼굴의 림프는 아래의 경로를 지나 정맥계에 도달한다.
- 목림프줄기
- 림프절 사슬

머리, 목, 얼굴의 림프는 정맥계에 도달하는 데에 2개의 경로를 사용하고, 어느 쪽도 일련의 림프절을 지난다:

- 속목정맥(내경정맥)의 끝에서부터 끝까지 뻗는 목림프줄기 ;
- 더부신경(부신경)을 따라 뒷면에 있는 부속 림프절사슬에서부터 빗장뼈 밑으로 유도한다(깊은목림프절).

목에서는 가능하다면 손을 평탄하게 놓고 2개의 림프절 사슬을 동시에 처치한다.

처치

림프관의 경로를 알고 있으면 효율이 좋다. 예컨대, 눈물주머니(누낭)에 종창이 있을 때 어깨나 목을 시술해도 의미가 없다.

실습

a) 파트너의 몸에 머리, 목, 얼굴의 림프절과 관련 집합관의 경로를 그리시오 (아래의 그림을 참조).

b) 아래의 각 임상질환에서 치료해야 할 부위, 치료할 필요가 없는 부위를 생각하시오.
- 외상성 목증후군
- 이마와 볼, 좌우의 외상성 부종
- 사랑니(wisdod tooth)를 뽑은 후의 부종

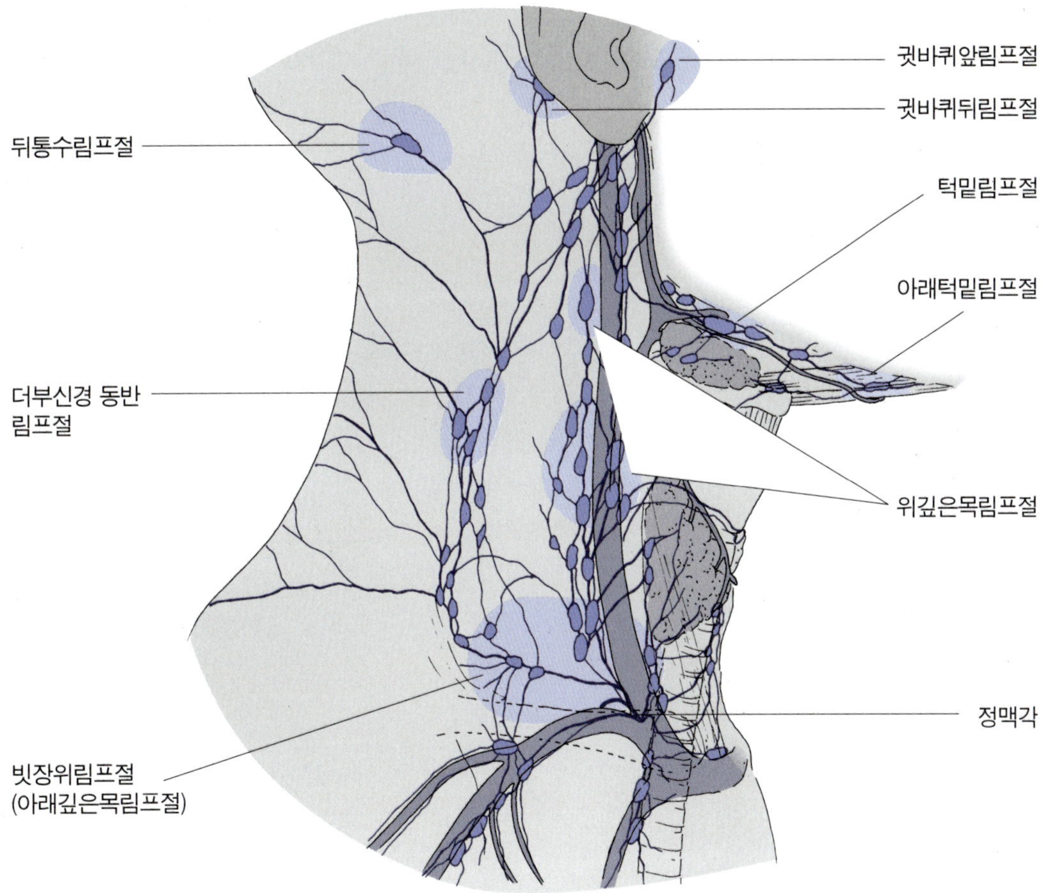

그림 7.1 머리 및 목림프절의 해부(1955년, Lanz Wachsmuth 지음. Praktische Anatomie, 제2권. Springer-Verlag에 게재한 그림에서부터 수정) [M 122]

7.2 목과 어깨뼈 영역의 처치

처치부위

목의 옆면과 뒷부분의 처치만으로 한다. 목빗근(흉쇄유돌근)은 경계선이 되고, 그것을 넘어서는 안된다.

금기

절대적 금기

- 갑상샘기능항진
- 목동맥팽대반사항진
- 심박장애

- **갑상샘기능부전**, 호르몬이 혈액 중에 과도하게 흘러들어갈 우려가 있다.
- **목동맥팽대(경동맥동)반사항진**, 혈압과 심박이 위험한 수준까지 저하할 위험성이 있다(반사항진은 압력에 민감한 말초신경이 많은 목동맥팽대의 분기부분이나 속목동맥 최초의 부분의 확장에 따른 경우가 있다).
- **심박장애**, 미주신경의 자극에 의해서 심장이 정지하는 경우가 있다.

상대적 금기

고령 환자의 경우 환자의 주치의에게 정기적으로 지시를 요청한다.

환자가 60세 이상의 경우 시술자는 환자를 소개한 의사에게 정기적으로 지시를 요청할 필요가 있다. 이 연령이 지나면 목의 굵은 혈관에 동맥경화가 있을 가능성을 고려할 필요가 있으며, 이 경우 혈관은 압력에 민감해지고 접촉하면 동맥의 벽에 부착되어 있는 동맥경화의 축적물이 박리될 가능성이 있다. 그렇게 되면 그 파편이 뇌혈관을 색전하는 경우가 있다. 〔뇌혈관 색전(embolus)의 위험성!〕

적응 사례

- 외상의 부차적인 림프 흐름 국소장애
- 수술의 부차적인 림프 흐름 국소장애
- 염증이 있을 때의 부차적인 조직의 종창
- 다른 부위의 처치를 위한 준비

- 외상성의 뇌 · 목증후군 또는 긴 흉터가 된 절개창상 등에 의한 림프 흐름의 국소적인 장애
- 구강외과나 턱뼈 수술 후의 림프 흐름의 국소적인 장애
- 이비인후과 영역의 염증과정에서의 얼굴의 종창
- **처치를 위한 예비조치**, 위 · 아래깊은목림프절의 시술과 팔이음뼈의 활성화

준비

최초의 위치

환자는 바로 누운 자세, 시술자는 옆에 선다.

목과 어깨뼈 영역의 처치:
1. 에플루라지
2. 팔이음뼈의 활성화
3. 목의 림프절사슬의 처치
   a) 빗장위의 팬 곳에 정지 원을 시행
   b) 목의 옆면에 정지 원을 시행
4. 뒤통수부위에 정지 원을 시행
5. 귓바퀴의 앞뒤에 정지 원을 시행
6. 등세모근의 아래쪽에 정지 원을 시행
7. 봉우리에 정지 원을 시행
8. 다시 시행

순서 (☞ 그림 7.5 a, b)

1. 에플루라지(effleurage)

손을 평탄하게 놓고 복장뼈에서부터 봉우리(견봉)로 2~3회 에플루라지 한다.

2. 팔이음뼈의 활성화

활성화에 의해서 깊은 층에 있는 림프줄기를 잡아 늘이고(☞ 1.1), 또한 빗장밑정맥(쇄골하정맥)으로의 되돌아옴을 촉진시킨다.

빗장밑정맥은 가슴근육 근막과 얽혀 있으므로 팔이음뼈가 움직이면 이 정맥의 직경이 바뀐다(송풍/환기의 기전). 정맥의 되돌아옴의 증가는 림프에 "물 펌프작용"을 일으킨다. 즉, 혈류가 촉진되고 림프가 빨리 정맥각(venous angle)으로 유입되는 것이다.

3. 목림프절사슬의 처치(☞ 그림 7.3)

a) 깊은 층에 도달하기 위해 빗장뼈 위의 팬 곳을 가볍게 누르면서 **정지 원**(stehende Kreis)을 시행한다. 림프관은 정맥각에서 끝나므로(☞ 그림 1.1) 보더는 이 아래깊은목림프절의 관리를 "**종점의 처치**(terminusbehandlung)" (☞ 그림 7.2)라 부르고 있다.

b) 다음으로 목의 옆면에 손을 평탄하게 놓고 정지 원을 시행한다(위깊은목림프절의 처치).

4. 목뒤부위에 정지 원을 시행

- 각 가시돌기(극돌기)에서부터 시작하고 옆목부위의 림프절사슬(위

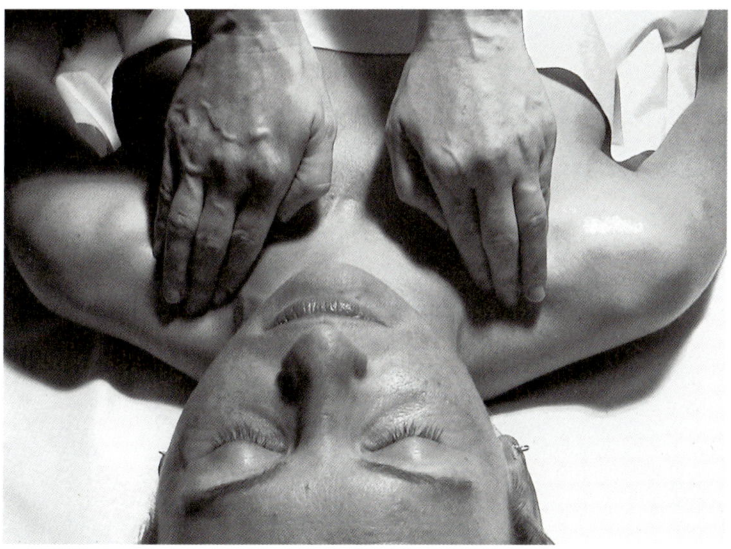

그림 7.2 "종점의 처치" [M 122]

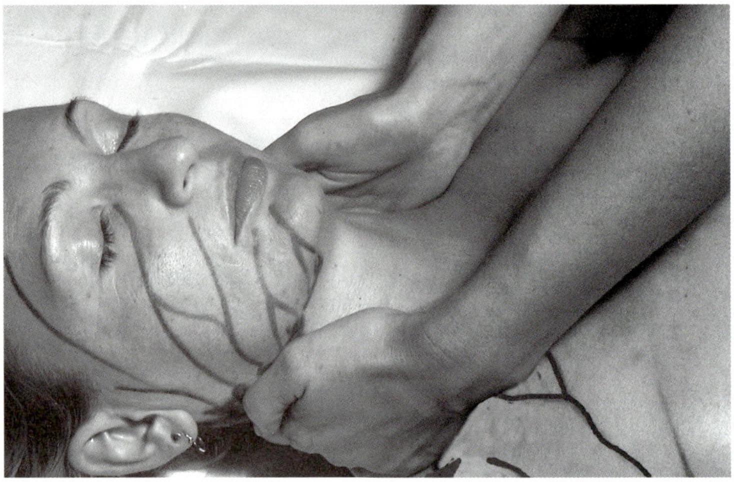

그림 7.3 목의 림프절사슬의 처치 [M 122]

깊은목림프절) 방향으로 가볍게 밀면서 배(복부)방향을 겨냥하여 목덜미선(뒤통수림프절)을 따라서 간다.

- 그 후 빗장위오목(쇄골상와)까지 배액을 한다.

5. 귓바퀴의 앞뒤에 정지 원을 시행

- 귓바퀴 앞뒤의 림프절(귀밑샘림프절)을 둘째손가락과 셋째손가락으로 처치(☞ 그림 7.4)
- 목림프절 사슬을 지나 빗장위오목까지 배액을 한다.

6. 등세모근의 아래쪽으로 정지 원을 시행

보더는 등세모근(승모근)의 아래쪽 부위를 "triangle nuchal"이라 부르고 있다.

- Triangle nuchal에 정지 원을 시행
- 그리고 배 방향으로 빗장위오목까지 배액을 한다. 손가락 끝은 어깨뼈가시(견갑극)의 위에 놓는다. 어깨뼈가시는 겨드랑이림프절 영역과 목림프절 영역 사이의 구분선을 이룬다(☞ 1.2).

7. 봉우리에 정지 원을 시행

봉우리(견봉)에서부터 정중의 방향으로 빗장위오목까지 서서히 옮겨 간다.

8. 다시 시행

상태에 따라서 한다.

에플루라지로 마무리한다.

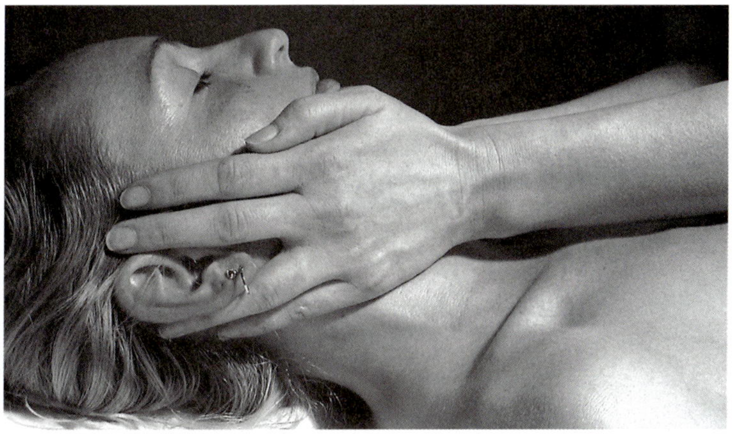

그림 7.4 귀밑샘 영역의 처치[C 155]

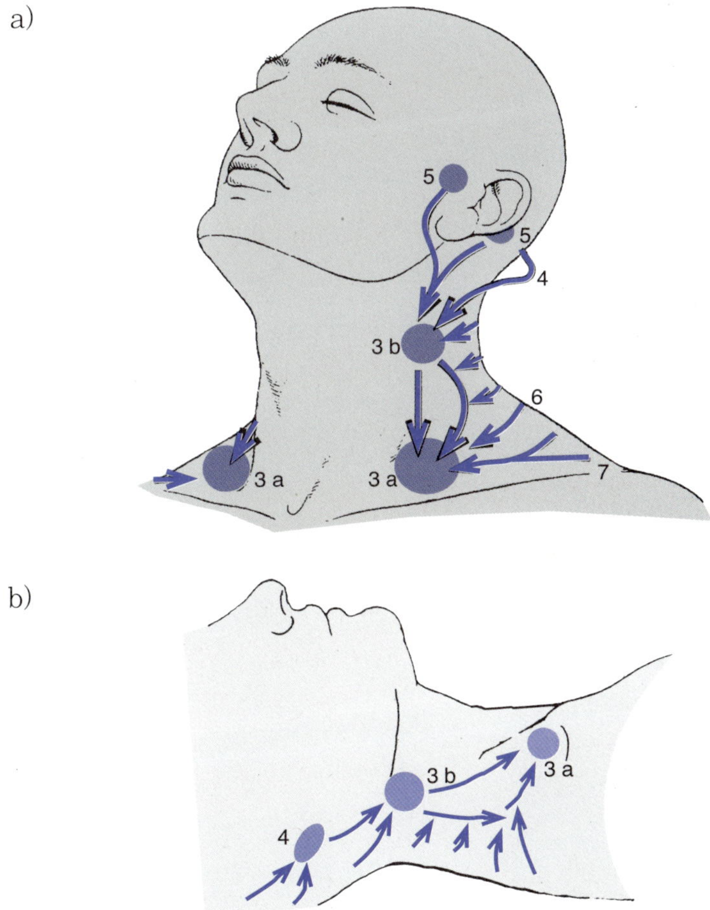

그림 7.5 a, b 목의 처치 모식도(그림 안의 번호는 본문 중에 열거하여 있으며, 참조하는 기법을 가리킨다) [C 155, M 122]

7.3 뒤통수부위와 뒷목부위의 처치

처치영역

어깨뼈가시(림프 구분선: ☞ 7.1)가 처치영역의 하한이 된다.

금기

일반적인 금기를 지킨다.

☞ 6.3

적응 사례

- 외상의 부차적인 림프 흐름 국소장애
- 국소적인 부종

- 외상 후, 림프 흐름의 국소적 장애, 예컨대, 외상성 목증후군
- 외상 후에 나타난 국소적 부종

준비

최초의 위치

환자는 엎드려 누운 자세, 시술자는 옆에 선다.

예비 처치

목과 어깨의 영역

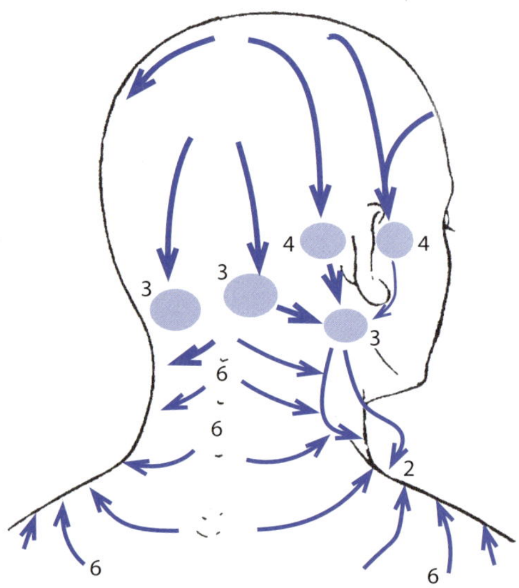

그림 7.6 뒷목부위 뒷면의 처치 모식도(그림 안의 번호는 본문 중에 열거하여 있으며, 참조하는 기법을 가리킨다) [M 122]

뒤통수부위와 뒷목부위의 처치순서 ;
1. 에플루라지
2. 목의 림프절사슬을 다시 에플루라지
3. 뒤통수부위에 정지 원을 시행

순서 (☞ 그림 7.6)

1. 에플루라지

손을 평탄하게 놓고 뒤통수부위에서부터 봉우리를 향해서 에플루라지 한다.

2. 목림프절사슬을 다시 에플루라지

시술자는 환자의 뒤에 앉거나 선다(☞ 7.1)

3. 뒤통수부위에 정지 원을 시행

- 손을 평탄하게 놓고 시행한다.
- 목덜미선에서부터 시작하고 서서히 마루점(두정점)(보더가 말하는 "pyramid")까지 올라간다. 올라갈 때마다 뒤통수부위 또는 귓바퀴 뒤림프절의 방향으로 민다.

! 중요

손의 움직임에 의해서 두피를 움직인다.

4. 귓바퀴 뒤에 정지 원
5. 목의 림프절사슬을 다시 에플루라지
6. 목의 림프절사슬의 방향으로 밀면서 목덜미에 정지 원을 시행
7. 척추주위의 관리
8. 다시 시행

4. 귓바퀴 뒷부분에 제자리에서의 회전운동(정지 원)

- 귓바퀴뒤림프절(그리고 경우에 따라서는 귓바퀴앞림프절)에 정지 원을 시행한다.
- 다음으로 위깊은목림프절을 배액을 한다.
- 마지막으로 빗장위오목을 배액을 한다.

5. 목의 림프절사슬을 다시 에플루라지

시술자는 옆에 선다(☞ 7.1).

6. 목의 림프절사슬의 방향으로 밀면서 목에 정지 원을 시행

- 각 가시돌기에서부터 목 옆면의 림프절사슬까지 진행하면서 정지 원을 시행한다.
- 등세모근의 아랫부분("triangle nuchal" : ☞ 7.1)에 정지 원을 시행
  · 진행할 때마다 배-정중의 방향으로 빗장위오목 방향으로 민다.

7. "척추주위의 관리"

가시돌기의 끝에서부터 끝까지 손가락 끝 바닥으로 제자리 원운동을 한다〔보더가 말하는 척추 주위의 처치(paravertebralbehandlung)〕. 깊은 층에 도달하도록 반복해서 가벼운 압력을 가한다.

8. 다시 시행

상태에 따라서 하고 에플루라지로 마무리한다.

7.4 얼굴부위의 처치

금기

얼굴영역의 염증

얼굴의 염증 때(부스럼 등)는 결코 만지지 않는다. 얼굴의 정맥은 판막이 없고〔눈의 안쪽눈구석(내안각)을 지난다〕 눈구석정맥(안각정맥)으로 뇌에 연계되어 있기 때문에 림프배액에 의해서 세균이 두개강(cranial cavity)으로 증식할 가능성이 있다.

적응 사례

- 외상의 부차적인 림프 흐름 국소장애
- 수술의 부차적인 림프 흐름 국소장애
- 만성적 염증 때의 조직의 종창

- 절개와 같은 외상 후의 림프 흐름의 국소적 장애(☞ 7.1) ;
- 얼굴영역에서의 외과수술 후의 림프 흐름의 국소적 장애(☞ 7.1) ;
- 이비인후과영역의 만성염증에 이어지는 머리의 종창

준비

최초의 위치

환자는 바로 누운 자세, 시술자는 뒤에 선다.

예비처치

목

순서(☞ 그림 7.9)

1. 에플루라지

림프가 흐르는 방향으로 향하고 아래턱, 위턱, 볼, 이마 부위에 평행인 동작

2. 턱밑림프절과 아래턱밑림프절의 처치 (☞ 7.7)

- 손가락 끝으로 아래에서부터 아래턱뼈(하악골)를 잡고 옆으로 턱뼈각(하악각)과 위깊은목림프절 쪽으로 민다.
- 다음으로 빗장위오목, 목림프절사슬의 배액을 한다.

3. 아래턱에 정지 원을 시행

- 아래턱과 볼의 처치
- 빗장위오목의 배액

4. 위턱에 정지 원을 시행

- 관리는 코 아래에서부터 시작하고 볼을 지나 목림프절사슬까지
- 다음으로 빗장위오목의 배액

얼굴의 처치 순서
1. 에플루라지
2. 턱밑림프절과 아래턱밑 림프절의 처치
3. 아래턱에 정지 원을 시행
4. 위턱에 정지 원을 시행
5. 정지 원에 의한 코의 처치
6. 정지 원에 의한 눈물 주머니의 처치
7. "Long voyage"(보더에 따르면)
8. 위눈꺼풀(상안검)과 눈썹활(미궁)의 처치
9. 이마뼈(전두골)의 중심에서부터 관자뼈(측두골)까지 정지 원을 시행
10. 다시 시행
11. 에플루라지로 마무리

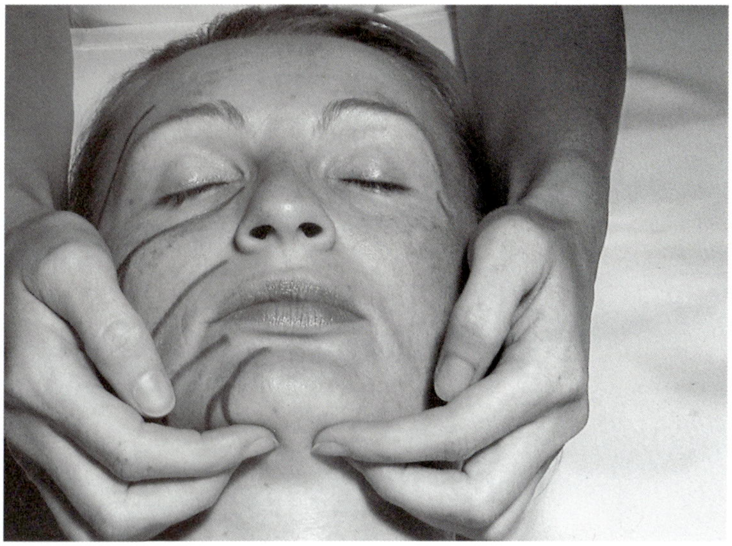

그림 7.7 아래턱밑림프절과 턱밑림프절의 처치 [M 122]

5. 정지 원에 의한 코의 처치

움직임은 손가락 1개만으로 시행한다. 턱밑림프절의 방향으로 매번 밀면서.

6. 정지 원에 의한 눈물주머니의 처치

다음으로 턱밑림프절과 목림프절사슬을 지나 빗장위오목의 배액

7. (보더가 말하는) "Long voyage"

- 턱밑림프절과 아래턱밑림프절의 방향으로 매번 밀면서 아래턱과 볼 전체에 정지 원을 시행한다;
- 턱밑림프절과 아래턱밑림프절의 관리를 다시 시행한다.
- 목의 림프절사슬을 지나 빗장위오목을 다시 배액.

8. 위눈꺼풀(상안검)과 눈썹활(미궁)의 처치

앞귓바퀴림프절의 방향으로 민다. 위눈꺼풀의 정중 쪽 1/3의 림프관은 턱밑림프절에 배액을 한다.

9. 이마뼈(전두골)의 중심에서부터 관자뼈(측두골)까지 정지 원을 시행 (☞ 그림 7.8)

- 손을 평탄하게 놓고 꼭지림프절까지 정지 원을 시행한다. 거기서부터 턱뼈각의 방향(위깊은목림프절)으로 진행한다.
- 빗장위오목의 배액을 한다.

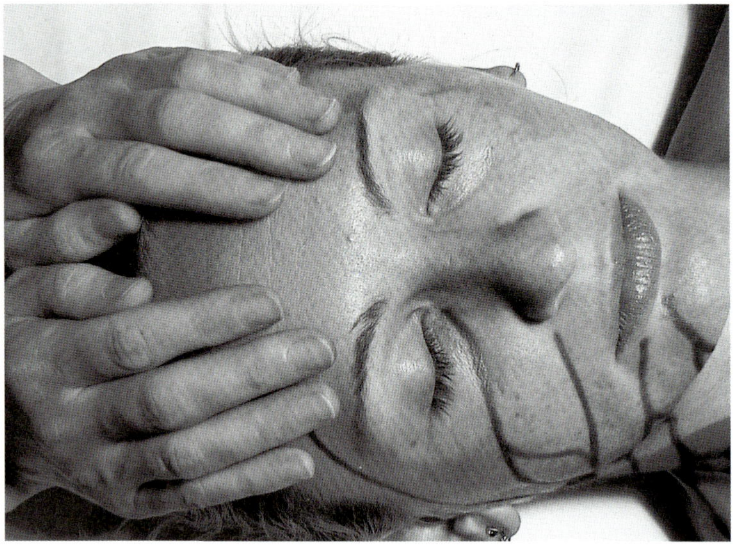

그림 7.8 이마부위의 처치 [M 122]

10. 다시 시행

상태에 따라서 한다.

11. 에플루라지로 마무리한다.

아래턱, 위턱, 이마부위에 (좌우) 동시진행의 동작.

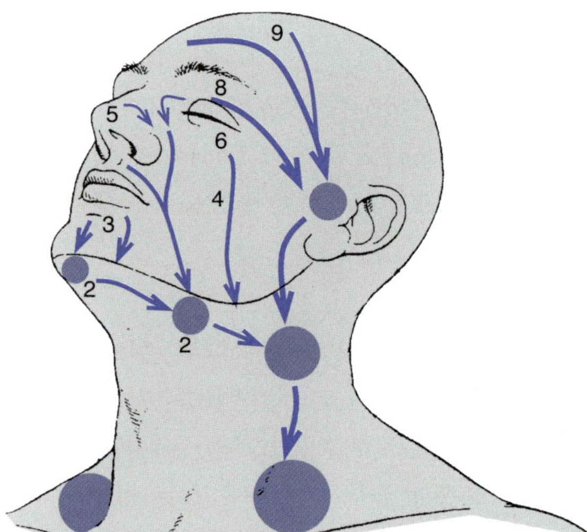

그림 7.8 얼굴의 처치(그림 안의 번호는 본문 중에 열거하여 있고 참조하는 기법을 가리킨다) [M 122]

7.5 구강 내의 처치

금기

구강의 염증 때

구강 내에서부터의 배액은 **구강의 염증 때는 절대적 금기**이다.
즉, 초진 때에 구강의 염증에 주의를 기울이는 것이 매우 중요하다.

적응 사례

- 1차성 림프부종
- 2차성 림프부종
- 염증 때의 부차적인 조직 종창

아래 사례의 처치의 일환으로:

- 머리의 1차성 부종
- 머리의 2차성 부종(일반적으로 악성종양의 치료 후)
- 이비인후과영역에서의 염증 때에 계속되는 머리의 2차적인 조직종창.

준비

최초의 위치

환자는 바로 누운 자세, 시술자는 옆에 선다.

예비처치

장갑에 흐르는 물을 끼얹는다.

목, 얼굴

라텍스장갑이나 손가락골무를 사용하지만, 미리 흐르는 물을 끼얹어 고무냄새를 약화시킨다. 시술 중에 환자가 침(타액)을 삼킬 필요성을 느끼면 그때마다 시간을 내어 때때로 물로 손가락을 적신다.

순서

구강 배액의 순서
1. 볼, 윗입술, 아랫입술
2. 단단입천장과 물렁입천장
3. 구강바닥의 시행
4. 다시 시행

1. 볼, 윗입술, 아랫입술

볼과 입술의 점막에 가쪽에서부터 압력을 가하면서 정지 원을 시행한다.

2. 입천장(구개)과 물렁입천장(연구개)

입천장에 정지 원을 시행하고 물렁입천장으로 이동한다.

3. 구강바닥의 시행

아래턱을 한손으로 지지하면서 구강바닥에 정지 원을 시행한다.

4. 다시 시행

상태에 따라서 한다(목덜미와 얼굴에서부터 위로).

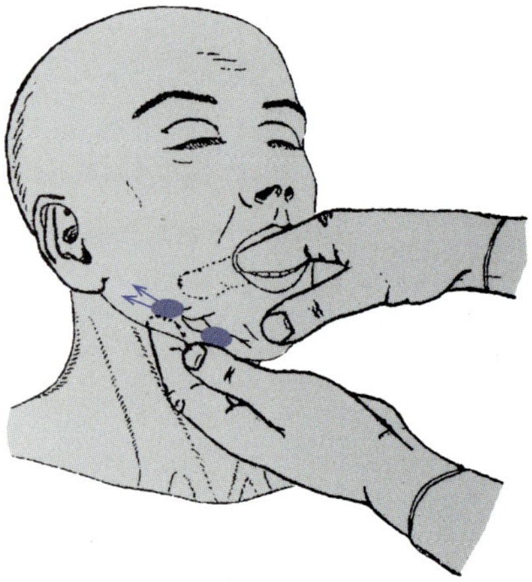

그림 7.10 구강 내의 처치. 가쪽에서부터 저항을 가하면서 시행한다. 턱밑림프절의 처치 [M 122]

8 겨드랑이림프절과 이들이 속해있는 영역의 처치

8.1 해부학적 기초

림프절 그룹과 영역

겨드랑이림프절은 팔, 팔이음뼈의 일부, 명치부위, 유방의 림프를 받아들인다. 겨드랑이림프절은 몇 개의 작은 그룹으로 갈리지만, 손을 평탄하게 하여 몇 개소를 시술하면 모든 마디를 다룰 수 있다. 그러므로 작은 그룹에 관한 지식은 반드시 필요한 것은 아니다.

림프줄기

림프절의 수출림프관은 겨드랑동맥(액와동맥)과 빗장밑동맥(쇄골하동맥)을 따라서 뻗고 합류하여 빗장밑림프줄기를 구성한다.

처치

림프관의 해부학을 이해하면 효율이 좋아진다.

- 예컨대 팔의 종창의 경우, 가슴과 등을 시술할 필요는 없다 ;
- 손의 단독의 종창인 경우(예컨대 한쪽 마비의 2차성 부종, 외상성, 또는 수술 후의 부종), 등(back)의 가쪽과 등의 중앙은 개의치 않아도 된다.

실습

a) 파트너의 몸에 겨드랑이림프절, 그리고 관련된 집합림프관 경로를 팔, 명치부위에 그리시오(다음의 사진과 그림 1.5를 참조).

b) 다음의 각 질환에 대해서 어느 부위를 처치해야 하고 어느 부위를 그대로 두면 되는가: 당신의 의견으로는 어디를 정성들여 해야 하는가, 그 이유는 무엇인가?
- 외상 후, 또는 수술 후의 어깨의 종창
- 반사성교감신경성퇴행위축(Sudeck병)
- 한쪽 마비, 또는 다른 형태의 마비에 이어지는 손의 종창
- 수준 높은 스포츠선수의 등(back)의 중증의 혈종

8.2 흉곽부위의 처치

몸통 명치영역의 처치

일반적인 금기를 지킨다.

금기

☞ 6.3

적응 사례

팔의 2차성 림프부종의 예비처치

팔의 2차성 림프부종에 대한 예비처치의 일환으로서(건강한 반대쪽의 예비처치)

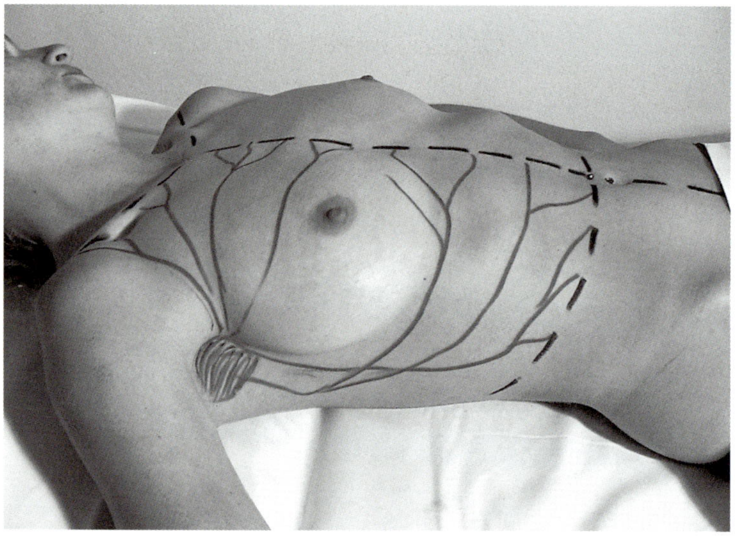

그림 8.1 림프 구분선과 앞흉곽의 림프경로 [M 122]

준비

최초의 위치

환자는 바로 누운 자세, 시술자는 옆에 선다.

예비처치

목

흉곽의 처치순서
1. 에플루라지
2. 림프절
3. 몸쪽에 정지 원을 시행.
4. 빗장뼈와 유방 사이(빗장뼈 밑 부분)에 정지 원을 시행
5. 유방과 그들의 림프관의 처치
6. 복합 원운동
7. 다시 시행
8. 갈비사이와 복장뼈주위 림프절
9. 다시 시행
10. 에플루라지로 마무리

준비 (☞ 그림 8.5)

1. 에플루라지

복장뼈에서부터 겨드랑이까지 2~3회 에플루라지.

2. 겨드랑이림프절(☞ 그림 8.2)

정지 원을 시행한다.

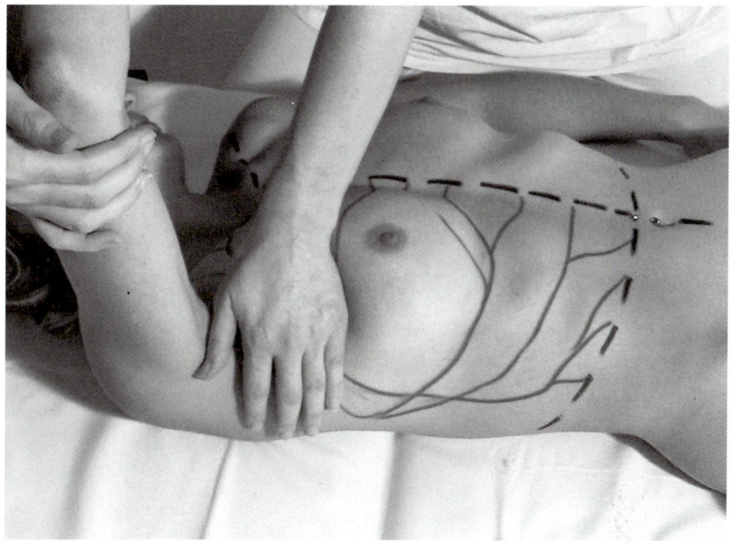

그림 8.2 겨드랑이림프절의 처치 [M 122]

3. 몸쪽에 정지 원을 시행

- 양손으로 겨드랑이(가슴근림프절)부터 시작한다.
- 배꼽 구분선까지 간다(☞ 1.2)
- 압력은 매번 겨드랑이 방향으로 향한다.

4. 빗장뼈와 유방사이(빗장뼈 밑 부분)에 정지 원을 시행.

복장뼈에서부터 출발하여 겨드랑이림프절 방향으로 밀면서.

5. 유방과 그들의 림프관의 처치(☞ 그림 8.3)

먼쪽의 손으로 **펌프운동**(☞ 6.1), 몸쪽의 손으로 **복합 원운동**(☞ 6.1) 또는 **정지 원**을 시행. 압력은 매번 겨드랑이림프절 방향으로 가한다.

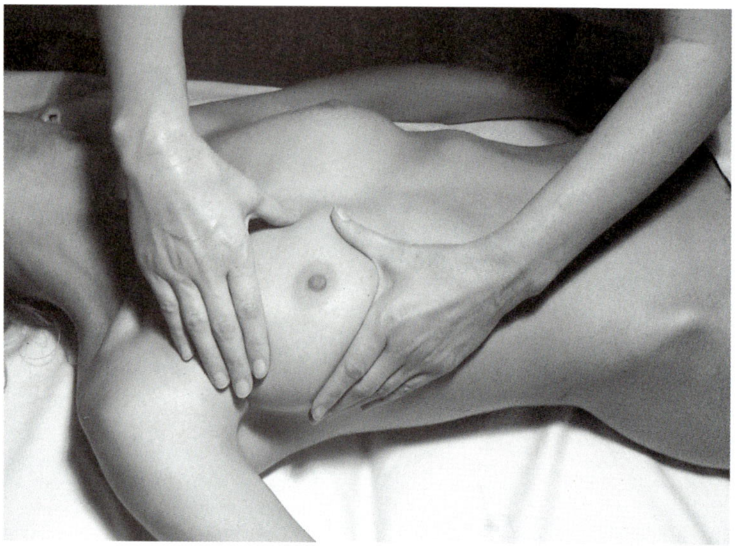

그림 8.3 유방의 처치 [M 122]

6. 복합 원운동(☞ 그림 8.4a)

- 유방의 아래에서부터 시작하고 갈비뼈활(늑골궁)을 지나 몸쪽까지.
- 다음으로 겨드랑이로 **정지 원**을 시행한다.

7. 다시 시행

- 빗장뼈와 유방 사이(피하의 혈관)에 **정지 원**을 복장뼈에서부터 림프절까지 시행한다.
- **정지 원**에 의한 처치

8. 갈비사이와 복장뼈주위 림프절(복장뼈주위의 처치 ☞ 그림 8.4b)

깊은 층에 도달하도록 작은 압력을 반복한다.

9. 다시 시행

상태에 따라서 한다.

10. 에플루라지로 마무리한다.

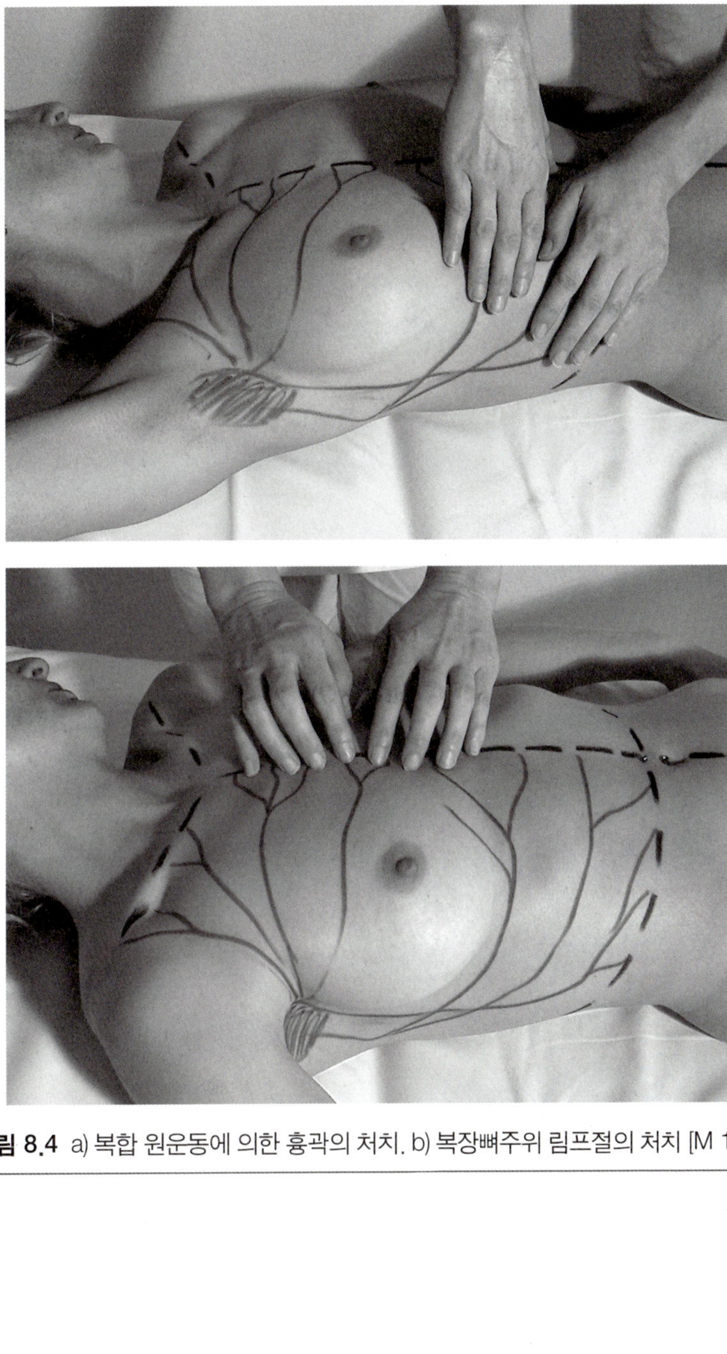

그림 8.4 a) 복합 원운동에 의한 흉곽의 처치. b) 복장뼈주위 림프절의 처치 [M 122]

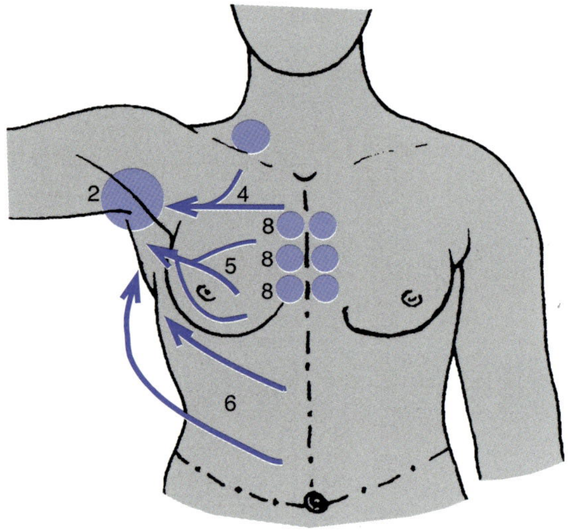

그림 8.5 앞흉곽 처치의 모식도(그림 안의 번호는 본문 중에 열거, 참조하는 기법을 가리킨다) [M 122]

8.3 등의 처치

몸통 등면 영역의 처치

일반적인 금기를 지킨다.

금기

☞ 6.3

적응 사례

- 팔의 림프부종 처치에서의 예비처치의 일환으로서
- 림프순환의 국소적 장애

- 팔의 2차성 림프부종 처치에서의 예비처치의 일환으로서(☞ 8.1)
- 외상 또는 외과수술 후에 일어나는 림프순환의 국소적 장애

준비

최초의 위치

환자는 엎드려 누운 자세, 시술자는 옆에 선다.

예비처치

목, 겨드랑이림프절

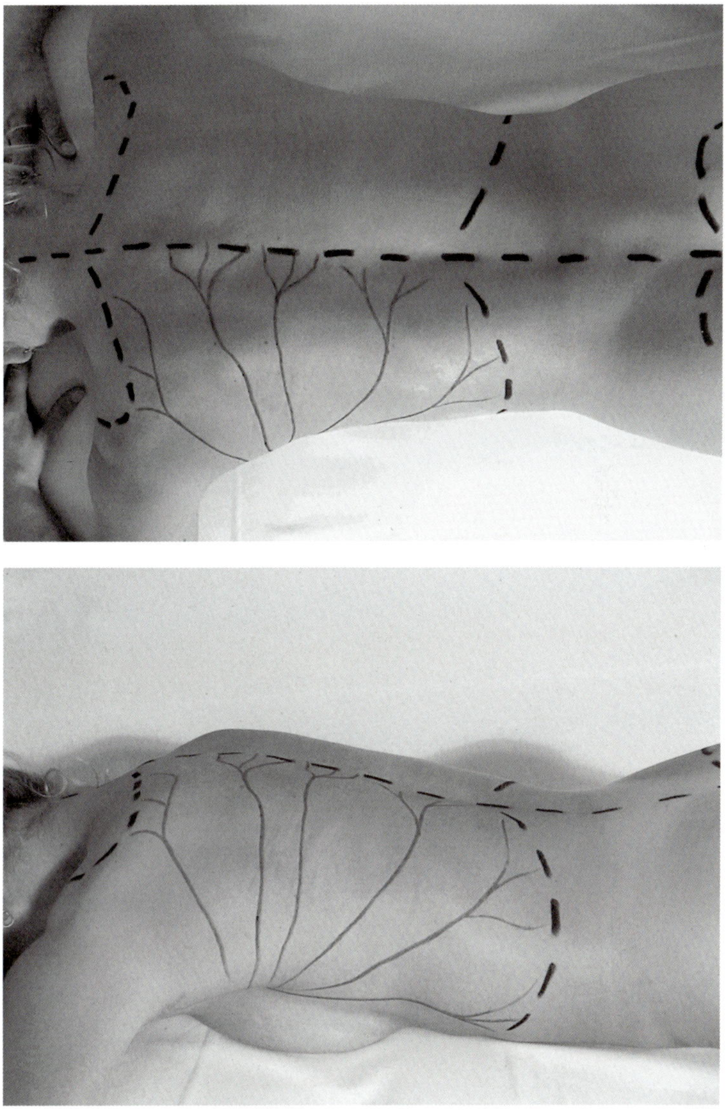

그림 8.6 a, b 등(back)의 림프 구분선과 굵은 림프경로 [M 122]

순서 (☞ 그림 8.9)

1. 에플루라지

가시돌기에서부터 겨드랑이까지 에플루라지한다.

2. 겨드랑이림프절

겨드랑이에 정지 원을 시행.

등(back)의 처치순서:
1. 에플루라지
2. 겨드랑이림프절
3. 몸쪽에 정지 원을 시행
4. 어깨뼈의 위치에서 정지 원을 시행
5. 몸쪽 방향으로 복합 원운동
6. 어깨뼈밑과 몸쪽의 복합운동
7. 갈비사이와 척추주위의 처치
8. 다시 시행

3. 몸쪽에 정지 원을 시행.

- 양손으로 겨드랑이에서부터 시작한다;
- 천천히 허리부위로 진행하고 림프 구분선, 배꼽의 위치까지(☞ 1.2)
- 압력은 매번 겨드랑이림프절의 방향으로 향하게 한다.

4. 어깨뼈의 위치에서 정지 원을 시행

가시돌기에서부터 시작하여 림프절까지, 손은 평탄하게 놓는다.

5. 몸쪽 방향으로 복합 원운동

가시돌기에서부터 시작되고, 몸쪽 방향으로 진행한다.

6. 어깨뼈밑과 몸쪽의 복합운동(☞ 그림 8.7)

몸쪽으로 진행하고 거기서부터 겨드랑이까지 정지 원을 시행한다.

7. 갈비사이와 척추주위의 처치(☞ 그림 8.8)

깊은 층에 도달하도록 작은 압력을 반복해서 가하면서 정지 원을 시행한다.

8. 다시 시행

상태에 따라서 한다.
에플루라지로 마무리한다.

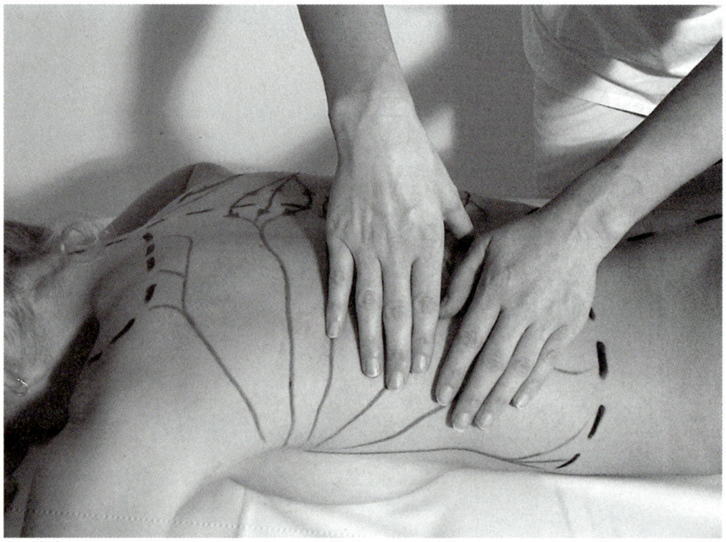

그림 8.7 등의 복합 원운동 [M 122]

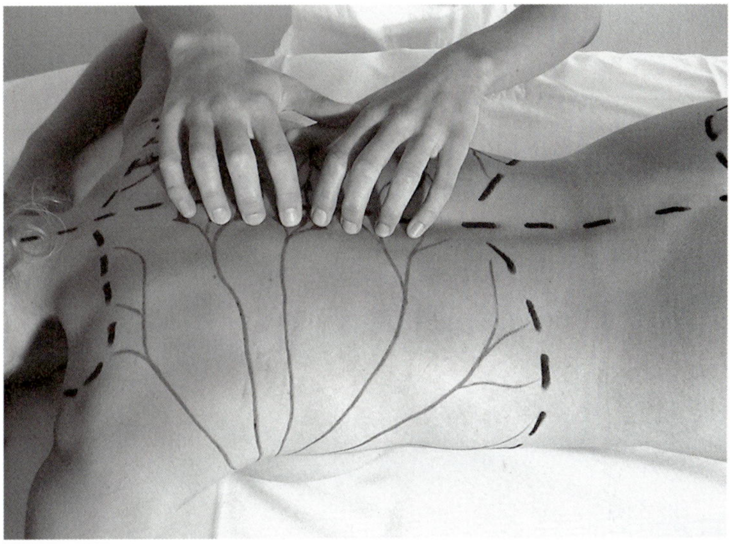

그림 8.8 척추주위의 처치 [M 122]

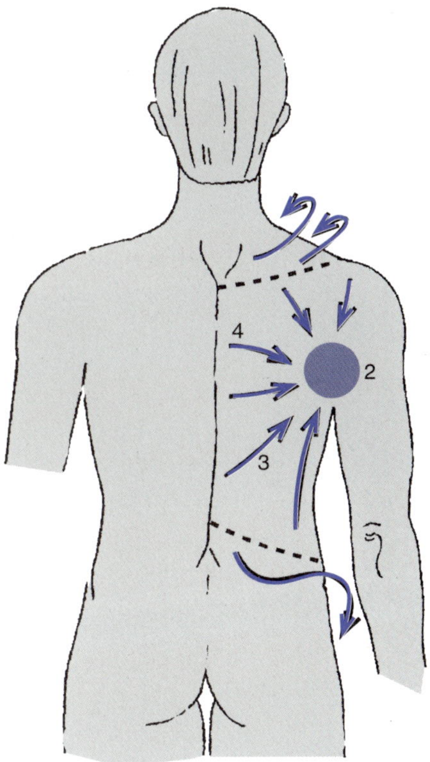

그림 8.9 등 처치의 모식도(그림 안의 번호는 본문 중에 열거, 참조하는 기법을 가리킨다) [M 122]

8.4 팔의 처치

일반적인 금기를 지킨다.

금기

☞ 6.3

■ 반사성교감신경성퇴행위축(Sudeck병)
■ 외상, 외과수술 또는 마비 후의 국소적 부종
■ 류마티스성 질환의 보충치료

적응 사례

- 반사성교감신경성퇴행위축(Sudeck병)
- 외상, 외과수술 또는 마비(예컨대, 한쪽 마비) 후의 국소적 부종
- 류마티스성 질환의 보충치료로서

준비

최초의 위치

환자는 바로 누운 자세, 시술자는 옆에 선다.

예비처치

목

팔의 처치 순서 :
1. 에플루라지
2. 겨드랑이림프절의 처치
3. 위팔 안쪽에 정지 원을 시행한다.
4. 어깨세모근 위에 정지 원을 시행한다.
5. 위팔의 앞면과 가쪽
6. 팔꿈치의 처치
7. 아래팔의 처치
8. 손등의 처치
9. 손바닥의 처치
10. 다시 시행
11. 에플루라지로 마무리

순서(☞ 그림 8.13)

1. 에플루라지

림프가 흐르는 방향으로.

2. 겨드랑이림프절의 처치(☞ 그림 8.10)

정지 원을 시행한다.

3. 위팔 안쪽에 정지 원을 시행한다.

양손으로 위팔의 중간부분, 위팔두갈래근과 위팔세갈래근을 나누는 고랑(안쪽두갈래근고랑)의 위를 시행

4. 어깨세모근 위에 정지 원을 시행한다.

그때마다 겨드랑이 방향으로 민다.

5. 위팔의 앞면과 가쪽

- 위팔의 뒤 안쪽과 뒤 가쪽의 위를 번갈아 시행한다. 그때마다 겨드랑이림프절로 향해서 민다.
- 위팔에 한손으로 펌프운동을 시행하고, 또 한쪽의 손으로 정지 원을 시행한다.
- 위팔의 앞면과 가쪽을 번갈아 시행한다.
- 다른쪽 팔도 시행한다.

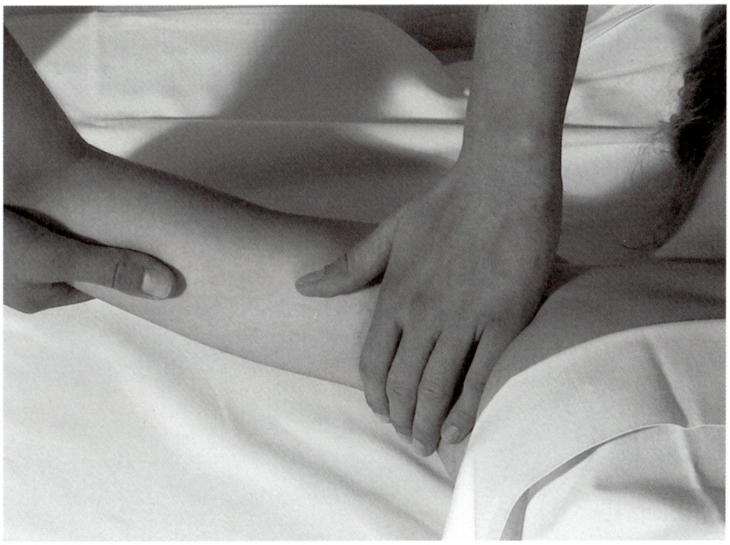

그림 8.10 겨드랑이림프절의 처치 [M 122]

6. 팔꿈치의 처치

- 가쪽위관절융기(외측상과)와 안쪽위관절융기(내측상과)에 정지 원을 시행한다. 그때마다 몸쪽으로 압력을 가한다(☞ 그림 8.11).
- 팔꿈치의 팬 곳에 정지 원(팔꿈치림프절)을 시행한다. 관절의 수동적 운동(굽힘과 폄)과 함께 결합시킨다.

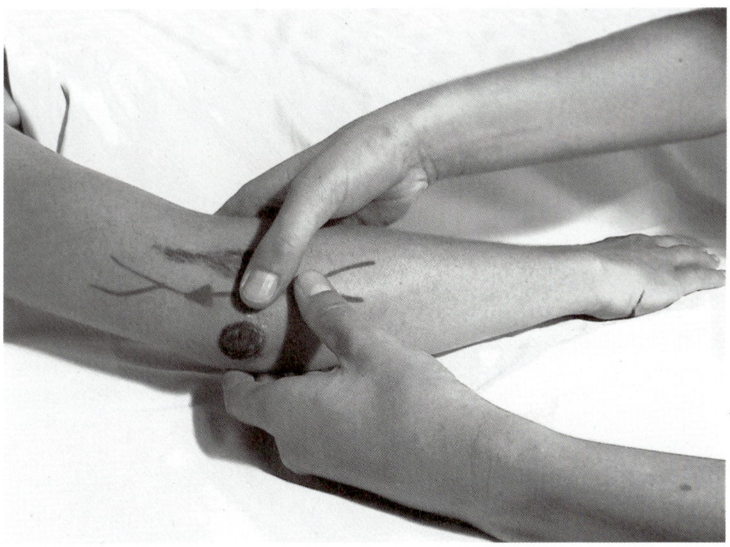

그림 8.11 위팔 가쪽위관절융기의 양쪽에 "정지 원" 을 시행 [M 122]

7. 아래팔의 처치

굽힘 쪽과 폄 쪽에 퍼내기 운동과 **정지 원**을 시행한다.

8. 손등의 처치

- 손목의 등면에 **정지 원**을 시행한다.
- **정지 원**을 계속하면서 등쪽을 진행한다.
- 엄지손가락을 평탄하게 하고 엄지손가락과 다른 손가락에 **정지 원**을 시행한다.

9. 손바닥의 처치

☞ 그림 8.12

! 중요

손바닥 쪽의 처치에서는 손바닥의 중심(아래팔의 중간의 영역)을 제외하고는 우선 등면의 방향으로 배액을 하고, 그 후 몸쪽의 방향으로 시행한다.

10. 다시 시행

상태에 따라서 한다.

11. 에플루라지로 마무리한다.

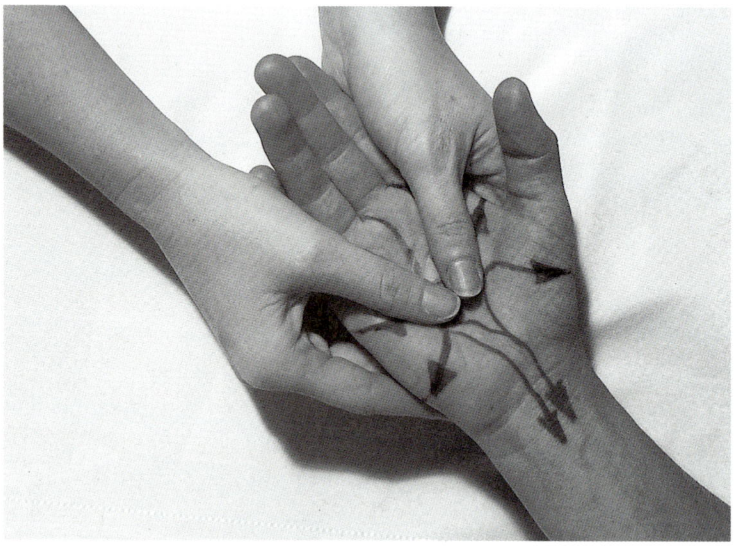

그림 8.12 손바닥의 처치 [M 122]

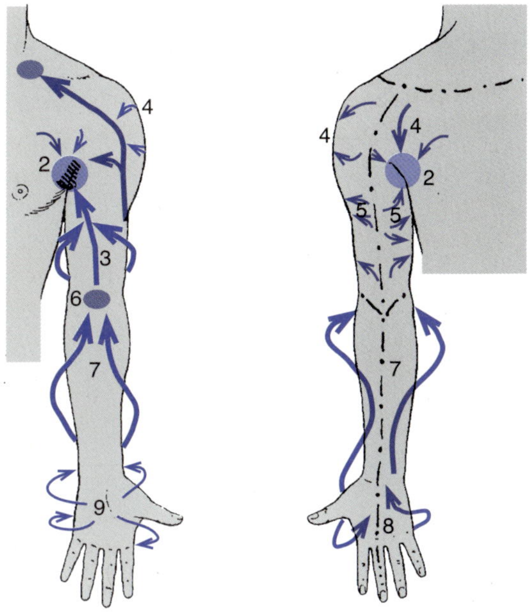

그림 8.13 팔의 처치의 모식도(그림 안의 번호는 본문 중에 열거, 참조하는 기법을 가리킨다) [M 122]

9 몸통의 림프줄기의 처치

9.1 해부학적 기초

림프절 그룹과 림프줄기

다리, 하복부, 생식기의 림프는 샅고랑림프절에 모인다. 샅고랑인대(서혜인대)를 넘어선 후, 림프관은 굵은 혈관과 나란히 뻗고 림프절은 혈관을 따라서 염주와 같이 배열하여 있다.

차례로 림프절을 열거한다.

- 골반림프절(바깥 쪽, 안쪽, 공통의)
- 허리-대동맥림프절(대동맥과 대정맥이 동반해서 뻗는다).

샅고랑림프절 소속영역의 림프관은 모두 최종적으로 이 경로를 지나고, 이 소속영역에 종창이 있으면 반드시 배(복부)를 특별히 처치할 필요가 있다. 매우 국한되어 있는 종창은 처치를 하지 않는다.

! 중요

이들의 기관은 복막 뒤 틈새에 위치하고 있으므로 직접 처치하는 것은 불가능하다. 그러나 특별한 기법과 호흡기술로 체내의 굵은 림프줄기 내의 유량을 증가시킬 수 있다.

실습

a) 파트너의 몸에 굵은 골반의 동맥, 대동맥, 가슴림프관팽대(유미조)의 경로와 위치를 그리시오(☞ 1.1).

9.2 복강의 처치

복강과 흉강의 압력은 숨을 내쉬거나 들이마시거나 할 때에 변화한다. 이 압력의 변동은 배, 골반, 흉곽의 장기에서부터 림프의 배출만이 아니라, 손발의 림프 흐름에 있어서도 중요한 역할을 수행한다. 특별한 기법이나 호흡의 연습 등에 의해서 **복강의 배액**을 하면 자연호흡의 효과가 커진다. 이 처치는 흉강과 체내의 굵은 림프줄기의 림프 유량을 증가시켜 흡수효과를 발생시키고 다리로부터 림프의 배출을 촉진한다.

금기

일반적인 금기를 지킨다.
- 임신
- 생리
- 간질
- 창자막힘증
- 창자곁주머니
- 배의 대동맥자루
- 동맥경화의 악화
- 염증성의 창자질환
- 유착
- 방사선 조사에 의한 악화
- 방사선성의 방광염이나 대장염
- 골반혈전성정맥염

☞ 6.3

절대적 금기

- 임신
- 생리
- **간질**, 과다환기(깊은 호흡의 촉진)가 발작을 일으킬 위험성이 있으므로.
- **창자막힘증**(장폐색증)
- 창자곁주머니(장게실)
- **배의 대동맥자루**(복부대동맥류), 수술 후도 금기.
- **동맥경화의 확대악화**(인슐린의존성당뇨병 등의 신진대사장애 등에 의한 일이 많다)
- 염증성의 창자질환(궤양성의 대장염, 크론병)
- **복강외과수술** 후의 중증의 **유착**
- **방사선 치료 후**의 배, 또는 하복부의 악화
- 방사선성의 방광염이나 대장염
- 골반혈전성정맥염

! 중요

복강의 배액은 환자에게 통증을 주어서는 안된다. 환자가 느끼는 방법에 따라 증감한다.

적응 사례

- 정맥혈 울체성 부종
- 다리, 생식기의 1차성과 2차성의 부종
- 팔의 2차성 부종
- 지방종
- 림프 울체성 창자질환

처치의 일환으로서
- 정맥혈의 울체로부터 일어나는 부종(관련 림프관에 영향을 미치고 있을 때)
- 다리, 생식기의 1차성과 2차성의 림프부종
- 양쪽 유방절제 후에 생기는 팔의 2차성 림프부종
- 지방종(☞ 6.1)
- 림프 울체성 창자질환(창자림프부종)

준비

최초의 위치

환자는 바로 누운 자세, 시술자는 옆에 선다. 복벽이 이완하도록 아래의 조건을 지킨다.

- 환자의 머리를 높게 한다.
- 다리를 높게 한다.
- 양 팔을 몸에 따라가게 한다.

처치부위

위(명치부위)와 방광은 특별이 민감함으로 개의치 않는다. 염증을 피하기 위해 반드시 곧은창자(직장)의 방향으로 시행한다.

! 중요 처치 중 호흡이 빨라지는(호흡촉박) 것은 절대로 안된다.

예비처치

목 부위

복강의 배액순서
1. 에플루라지
2. 뒤침운동과 복합 원운동
3. 복합 원운동
4. 호흡에 맞춘 집중기법

순서 (☞ 그림 9.1a)

1. 에플루라지

- 들숨(흡기) 때 두덩뼈(치골)에서부터 복장뼈(흉골)까지를 에플루라지.
- 날숨(호기) 때에 갈비뼈활(늑골궁), 골반능선을 지나 두덩뼈로 되돌아간다.
- (배의) 자율신경얼기와 잘록창자(결장)의 경로 위에 정지 원을 시행한다.

2. 뒤침운동과 복합 원운동

- 먼쪽의 손을 오름창자(상행결장)에 두고 몸쪽의 손으로 지지하여(양손을 포개서) 뒤침운동(회외운동)을 한다. 압력은 가슴림프관 팽대로 향하게 한다.
- 다음으로 내림창자(하행결장)에 (양손을 포개서) 시행한다.
- 깊은 층에 도달하도록 압력을 가볍게 가하면서 가로창자(횡행결장)에 복합 원운동을 시행한다.

3. 복합 원운동

압력은 항상 가슴림프관 팽대로 향한다.

- 내림창자를 따라가고 깊은 층에 도달하도록 가볍게 압력을 가하면서 서서히 진행한다.
- 오름창자에 마찬가지의 것을 시행한다(엄지손가락 또는 다섯째 손가락의 옆면으로 번갈아 해도 된다).
- 간각에서부터 시작하여 깊은 층에 도달하도록 가로창자를 가볍게 누른다.

4. 호흡에 맞춘 집중기법

이들의 기법은 복벽의 9개의 점 위에 시행한다(☞ 그림 9.1). 각 기법을 1~3의 호흡 동안 시행한다.

- **날숨:** 깊은 층에 도달하도록 가볍게 압력을 가하면서 나선모양으로 시행한다. 압력은 가슴림프관 팽대로 향하게 한다.
- **들숨:** 손으로 가벼운 저항을 가하고 그리고 힘을 빼어 자유로운 움직임에 맡긴다.
- 에플루라지로 마무리한다.

a)

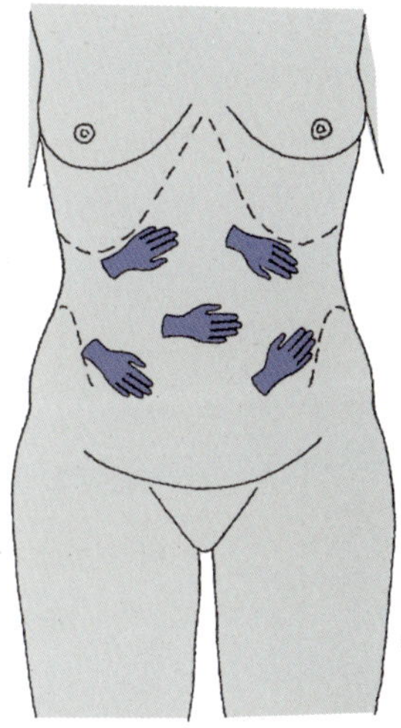

b)

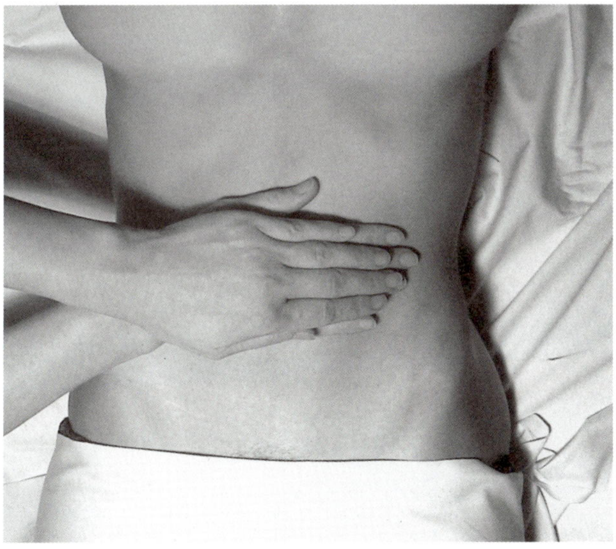

그림 9.1 복강의 배액. a) 모식도. b) "중앙의" 기법 [M 122]

9.3 복강 처치의 대용기법

복강배액의 대용기법
- "maneovre du carré des lombes"(보더에 따름)
호흡지도

금기 때문에 배부위에 보통의 처치를 할 수 없을 때에 대용의 기법(☞ 9.2)을 시행한다.

기법

(보더에 의한) "maneovre du carré des lombes"

최초의 위치 : 환자는 바로 누운 자세, 시술자는 옆에 선다.

- 마지막의 갈비뼈와 엉덩뼈능선(장골릉)의 위를 가슴림프관 팽대의 방향으로 가볍게 밀면서 손가락 1개나 2개로 시행한다.

호흡지도

최초의 위치: 환자는 바로 누운 자세, 시술자는 옆에 선다.

- 환자의 배에 양손을 놓고 환자에게 복식호흡을 시킨다.
- 들숨 때에 가벼운 저항을 가한다(깊은 층을 눌러 압박하지 않는다).
- "감싸는 기법"으로 복강의 날숨의 흐름을 관리한다.

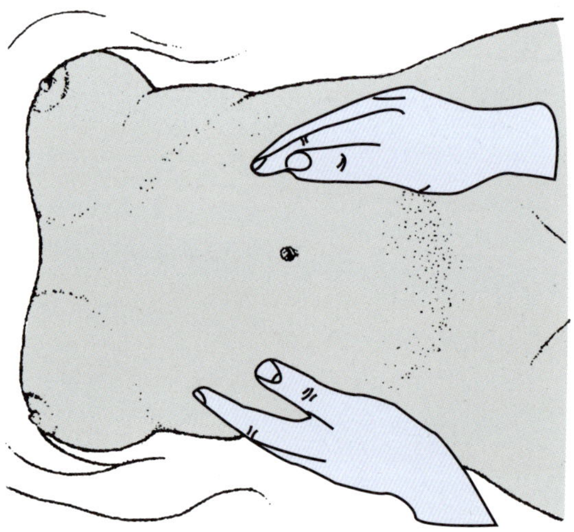

그림 9.2 호흡지도 [M 122]

10 샅고랑림프절과 이들이 속해있는 영역의 처치

10.1 해부학적 기초

림프절 그룹과 영역(☞ 그림 10.1)

얕은샅고랑림프절과 깊은샅고랑림프절이 있으나, 이 구분의 차이는 처치에는 별로 중요하지 않다. 이에 반해서 **T자 샅고랑**을 구성하는(☞ 10.2) 주요한 2개의 구분 분담은 보다 중요하다.

- 샅고랑인대와 평행으로(거의 수평으로) 있는 위림프절 그룹
- (스카르파삼각의 안쪽부분에) 세로로 배열하는 아래림프절 그룹

이들의 두 그룹으로부터의 림프는 샅고랑인대와 병행하는 같은 림프경로로 흘러들어 골반림프절에 합류한다.

! 중요

어떤 종속영역이 이들 2개의 림프절 그룹의 어느 쪽에 속하는지를 아는 것은 항상 가능한 것은 아니다. 합류영역의 집합림프관은 몇 개의 림프절 그룹으로 통하고, 이들의 림프절은 서로 림프관그물로 결합되어 있다. 따라서 샅고랑림프절의 처치는 광범위하게 시행을 하여야 한다.

겨드랑이림프절은 넓적다리관과 함께 뻗고 있는 근막 내의 림프관 경로를 지나고 깊은샅고랑림프절로 흘러든다. 얕은샅고랑림프절은 겨드랑이림프절과는 달리 촉지할 수 있다.

림프경로

다리에서도 얕은집합림프관과 깊은집합림프관을 구별한다. 깊은집합림프관의 대부분은 자율신경다발과 나란히 가고 얕은집합림프관 경로는 2개의 긴 얕은정맥(표재정맥)인 큰두렁정맥 대복재정맥)과 작은두렁정맥(소복재정맥)과 거의 같은 경로를 뻗는다.

안쪽의 림프관다발은 발등애서부터 시작하여 오금(슬와)을 지나 샅고랑림프절까지 올라간다. 오금에서는 림프관이 매우 가늘며(목과 같이) 이러한 것은 처치에 중요성을 갖는다. 가쪽의 림프관다발은 발의 가쪽

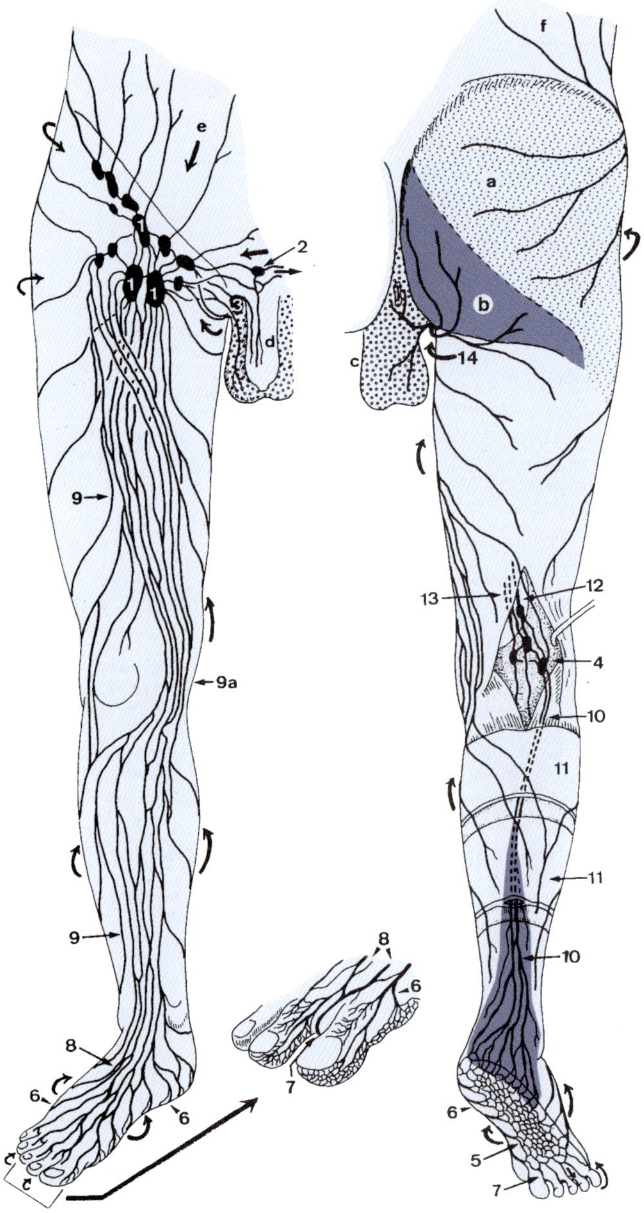

1 얕은샅고랑림프절
2 두덩뼈앞림프절
3 음경림프절
4 오금림프절
5 발바닥림프관얼기
6 안쪽발바닥림프관
7 발가락사이 발바닥림프관
8 발등집합림프관
9 안쪽림프관다발
9a 무릎의 안쪽림프관다발
10 뒤 가쪽림프관다발
11 얕은종아리근막
12 모음근구멍(내전근열공)
13 넓적다리림프관
14 음부-넓적다리고랑
a, b 볼기부분
c 샅, 항문, 음낭
d 외부생식기
e 앞복벽
f 등면

그림 10.1 다리 얕은림프관 경로에 대응하는 림프절 [M 124]

에서부터 시작하여 오금림프절까지 올라간다. 허리-볼기부위의 림프관은 샅고랑림프절로 통하고 있다. 볼기부위의 안쪽과 샅(회음)영역(넓적다리의 안쪽 영역)의 림프관은 다리 가랑이사이를 지나 샅고랑부위까지 이어진다. 한편, 등쪽 영역의 림프관은 몸쪽으로 돌아들어가 샅고랑림프절에 도달한다.

처치

림프관 경로를 이해하면 효율이 올라간다.

- 예컨대, 종아리 종창의 경우, 허리부위와 복벽을 처치해도 의미가 없다.
- 예컨대, 발목의 내반염좌 후의 단독 종창의 경우는 넓적다리 영역의 등 중앙과 등 가쪽을 처치해도 의미가 없다.

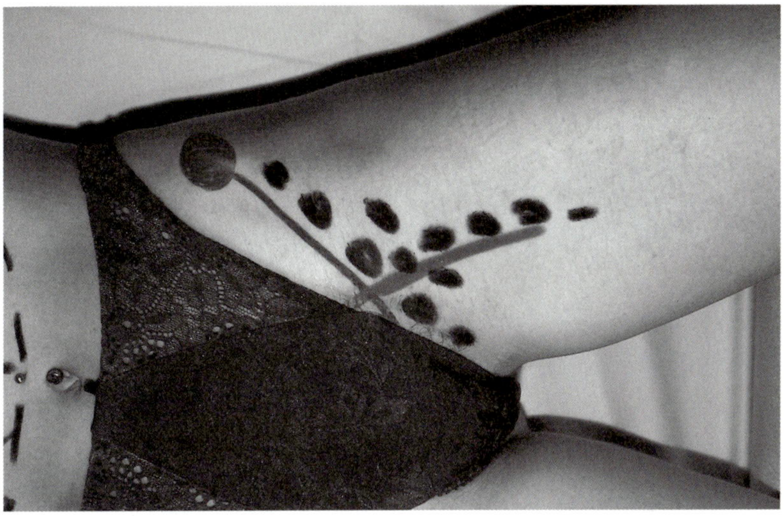

그림 10.2 샅고랑부위: 샅고랑인대의 림프절과 넙다리동맥(대퇴동맥)의 표시 [M 122]

실습

a) 파트너의 몸에 샅고랑림프절과 오금림프절을 나타내고 대응하는 집합 림프관의 경로와 구분선을 그리시오.

b) 아래의 질환에는 어느 부위에 처치가 필요하고, 어느 부위를 남겨도 되는지를 검토하시오.

- 발목 모음(내전)의 손상으로 옆면의 종창이 심하다.
- 십자인대 재생술 후의 무릎의 부종.
- 만성정맥성림프부전에 수반하는 종아리와 발의 부종.

10.2 샅고랑림프절의 처치

일반적인 금기를 지킨다.

- 배벽과 다리, 또는 어느 쪽인가의 처치의 일환으로서.
- 림프순환의 국소적 장애

금기

☞ 그림 6.3

적응 사례

- 배벽(복벽)(☞ 10.2)과 다리, 또는 어느 쪽인가의 처치의 일환으로서.
- 창상이나 외상 후의 차적인 림프순환의 국소적 장애

준비

처치부위

우선 지나가는 길이 될 넙다리동맥을 찾을 필요가 있다. 샅고랑인대 아래쪽의 맥은 압력을 가하는 기준이 된다. 왜냐하면 대부분의 수출림프관은 넙다리동맥과 마찬가지로 샅고랑인대 밑에서 넙다리관을 지나기 때문이다.

최초의 위치

최초의 위치: 환자는 바로 누운 자세, 시술자는 옆에 선다.

! 중요

샅고랑림프절의 처치는 압력은 반드시 넙다리관 방향으로 향한다.

순서

샅고랑림프절 처치의 순서:
1. 가쪽
2. 안쪽
3. 배 안쪽

1. 가쪽

다리의 종단선(longitudinal line)에 손을 평행으로 평탄하게 놓고 정지 원을 시행한다. 손가락 끝 바닥은 다소 샅고랑인대에 접촉하여 있다.

2. 안쪽

다리의 종단선에 손을 평행으로 평탄하게 놓고 정지 원을 시행한다. 손가락 끝 바닥은 다소 샅고랑인대에 접촉하여 있다. 시술자가 허벅지의 밑동부분까지 시행할 수 있도록 허벅지는 약간 벌림(외전), 가쪽으로 회전시킨다.

3. 배 안쪽

정지 원을 시행한다.

양손을 샅고랑인대에 거의 평행으로, 스카르파삼각에 평탄하게 놓아 정중의 림프관다발에도 도달하도록 한다.

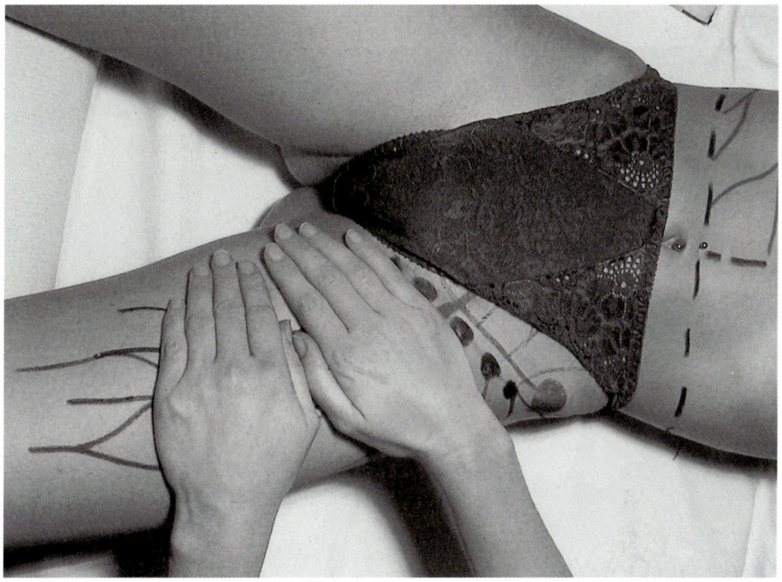

그림 10.3 샅고랑림프절의 구역, 배 안쪽에서 정지 원을 시행 [M 122]

10.3 배벽의 처치

몸통, 하복부영역의 처치

일반적인 금기를 지킨다.

금기

☞ 그림 6.3

적응 사례

- 다리, 한쪽 부종처치의 일환으로서
- 림프순환의 국소적 장애

- 다리, 한쪽 부종치료의 일환으로서(반대쪽의 건강한 발에 예비처치)
- 창상이나 외상 후의 2차적인 림프순환의 국소적 장애

준비

최초의 위치

환자는 바로 누운 자세, 시술자는 옆에 선다.

예비처치

목, 복강, 샅고랑림프절의 배액

순서

배벽의 처치:
배벽에 정지 원을 시행

정지 원

- 손을 평탄하게 놓고 정지 원을 시행한다.

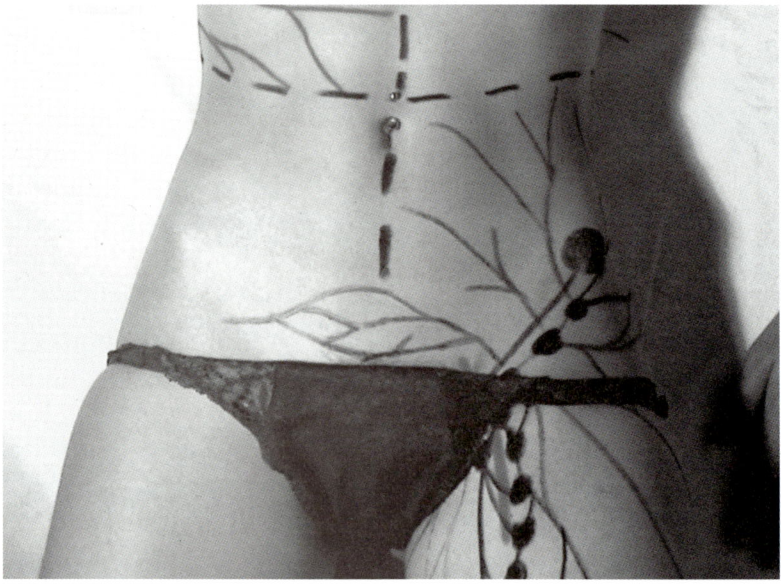

그림 10.4 배벽, 구분선, 샅고랑림프절, 샅고랑인대, 넙다리동맥의 모식도 [M 122]

- 얕은림프관이 방사선모양으로 위치하고, 시술은 몇 개소의 구역에 시행한다.
- 압력은 매번 넓적다리의 혈관구멍의 방향으로 가한다.

10.4 허리의 처치

처치부위

허리부위는 하복부의 등쪽, 넓적다리부위의 뒤안쪽 · 뒤가쪽의 볼기부분을 포함한다.

일반적인 금기를 지킨다.

- 지방종(☞ 6.1)
- 다리, 한쪽 부종처치의 일환으로서
- 국소적 종창

금기

☞ 그림 6.3

적응 사례

- 지방종(☞ 6.1)
- 다리, 한쪽 부종치료의 일환으로서(반대쪽의 건강한 발에 예비처치)
- 외상 후의 국소적 종창

준비

최초의 위치

환자는 엎드려 누운 자세, 시술자는 옆에 선다.

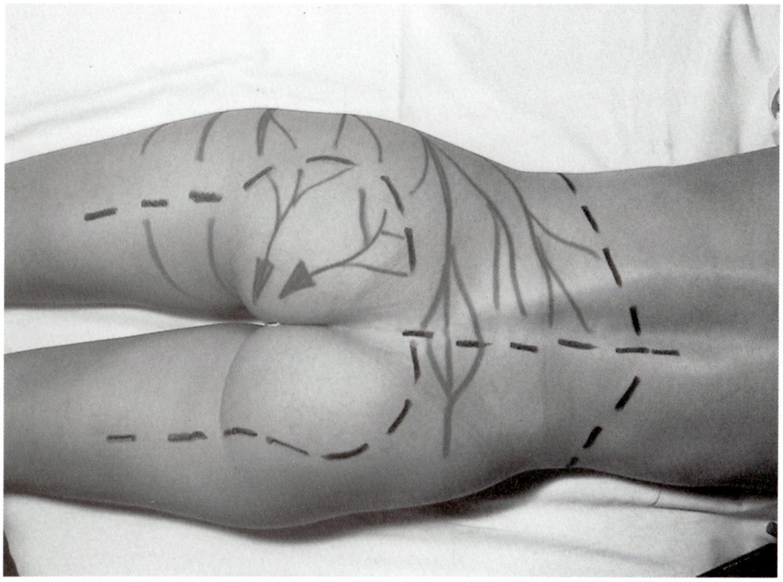

그림 10.5 볼기부위의 림프관과 구분선의 모식도 [M 122]

허리의 처치순서:
1. 에플루라지
2. 몸쪽에 정지 원을 시행
3. 몸쪽 방향으로 복합 원운동
4. 3개의 림프경로에 정지 원을 시행
5. 넓적다리 안쪽의 영역
6. 다시 시행
7. 척추주위의 처치
8. 에플루라지로 마무리

예비처치

목, 복강, 샅고랑림프절의 배액.

순서

1. 에플루라지

꼬리뼈에서부터 몸쪽까지 에플루라지한다.

2. 몸쪽에 정지 원을 시행

압력은 매번 샅고랑림프절의 방향으로 가한다.

3. 몸쪽으로 복합 원운동

- 허리뼈(요추)의 가시돌기(극돌기)에서부터 "몸통의 아래영역인" 몸쪽까지 간다.
- 거기서부터 그때마다 샅고랑림프절의 반향으로 압력을 가하면서 엉덩뼈능선(장골릉)을 따라서 간다(☞ 그림 10.6).

4. 3개의 림프경로에 정지 원을 시행

몇 개의 점(보더가 말하는 "fond de culotte" 구분선의 가쪽에 위치하는 볼기부분)에서부터 출발하여 3개의 림프경로에 정지 원을 시행한다. 압력은 매번 림프절의 방향으로 가한다.

5. 넓적다리 안쪽의 영역

보더가 말하는 "fond de culotte" 구분선 안쪽의 볼기부분의 처치:

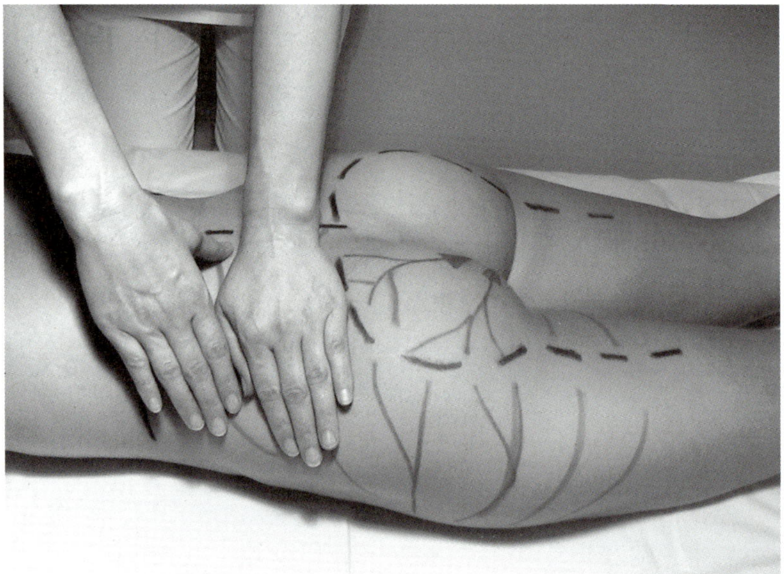

그림 10.6 볼기부위에서의 복합 원운동 [M 122]

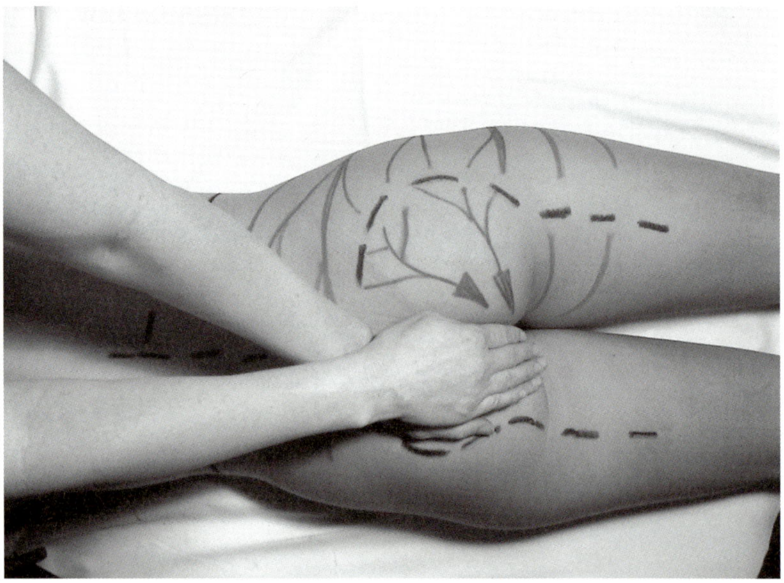

그림 10.7 다리 안쪽으로 압박하면서 시행하는 볼기부분 안쪽의 처치 [M 122]

압력은 샅고랑부위 안쪽의 방향으로 가한다(☞ 그림 10.7).

6. 다시 시행

상태에 따라서 한다.

7. 척추주위의 처치

깊은 층에 도달하도록 작은 압력을 가하면서 정지 원을 시행한다.

8. 에플루라지로 마무리한다.

10.5 다리의 처치

금기

일반적인 금기를 지킨다.

☞ 그림 6.3

절대적인 금기

- 다리의 급성정맥질환
- 진균증

- 급성의 정맥질환의 경우, 다리의 처치는 금기이다.
- 발의 진균증의 경우는 이 질병을 사전에 치료하는 것이 반드시 필요하다.

적응 사례

- 발의 외상성 부종
- 만성 정맥울체성 부종

- 모음이나 벌림에 의한 발목의 외상에 이어지는 외상성 부종
- 만성의 정맥울체로부터 발생하는 부종
- 만성 정맥울혈에 의한 부종
- 마비에 의한 부종

준비

최초의 위치

최초의 위치: 환자는 바로 누운 자세, 시술자는 옆에 선다.

예비처치

목, 복강의 배액.

순서 (☞ 그림 10.12)

다리의 처치의 순서:
1. 에플루라지
2. 샅고랑림프절의 처치
3. 넓적다리의 처치
4. 무릎의 처치
5. 종아리의 처치
6. 발의 처치
7. 다시 시행
8. 에플루라지로 마무리

1. 에플루라지

림프가 흐르는 방향으로.

2. 샅고랑림프절의 처치

3면을 처치.

3. 넓적다리의 처치

- 안쪽림프관다발에 **정지 원**이나 **복합 원운동**을 시행한다(☞ 그림 10.8).
- 넓적다리의 앞면과 앞 안쪽에서 번갈아 **펌프운동**을 시행한다.
- 넓적다리의 앞면과 옆면에서 **펌프운동**과 **정지 원**(보더가 말하는

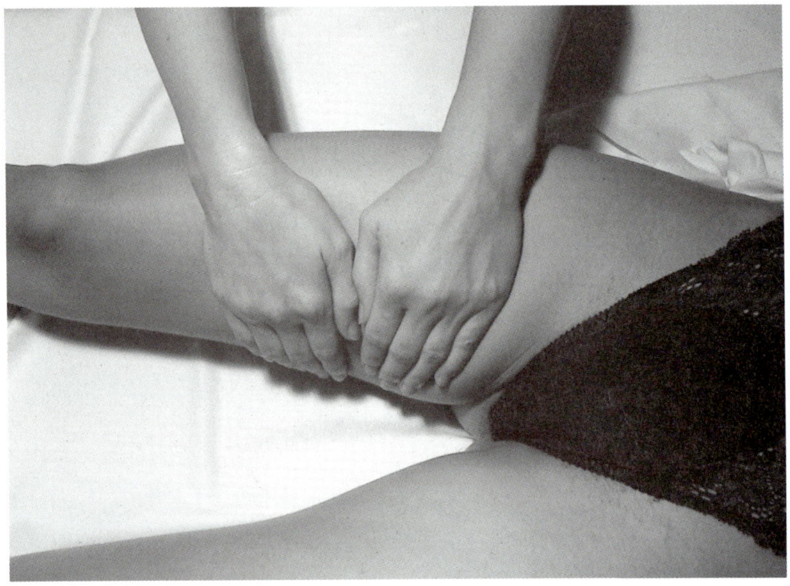

그림 10.8 넓적다리 안쪽에서 정지 원을 시행 [M 122]

"pomper et avancer")를 시행한다.

- 압력은 매번 샅고랑림프절의 방향으로 가한다.

4. 무릎의 처치

- 무릎뼈에 **펌프운동**
- **정지 원**으로 오금림프절을 처치(☞ 그림 10.9).

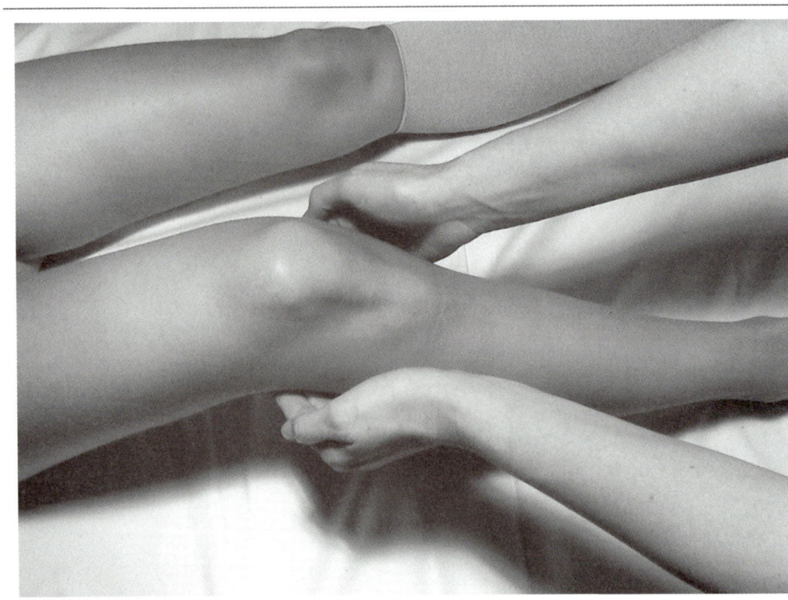

그림 10.9 오금림프절의 처치 [M 122]

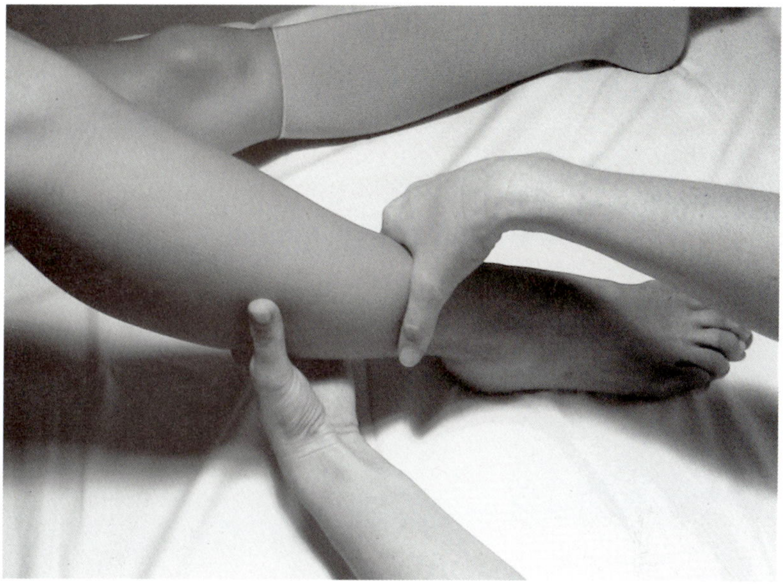

그림 10.10 앞종아리부분의 펌프운동과 뒤종아리부분의 쉐프 기법의 조합 [M 122]

- 무릎의 안쪽에 정지 원을 시행한다.
- 거위다리(아족) 아래쪽에 정지 원을 시행한다.

5. 종아리의 처치

- 장딴지에 양손으로 **퍼내기 동작**을 시행한다. 환자가 다리를 굽힐 수 없다면, **정지 원**을 시행한다.
- 장딴지에 한손으로 **퍼내기 동작**을 하고, 또 한쪽의 손으로 정강뼈

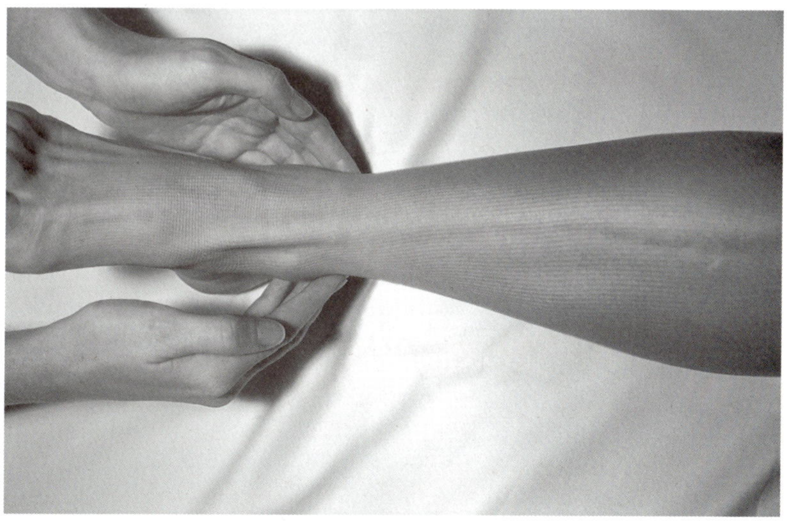

그림 10.11 아킬레스힘줄의 옆에 손가락 끝 바닥으로 정지 원을 시행 [M 122]

(경골)의 앞면에 **펌프운동**을 한다(☞ 그림 10.10).

- 안쪽복사고랑(내과구)과 아킬레스힘줄부분에 **정지 원**을 시행한다 (☞ 그림 10.11).

6. 발의 치료

- 뒤 안쪽복사의 팬 곳에 **정지 원**을 시행한다.
- 가쪽복사의 상부에 (Kubik가 말하는 "goulotmalléolaire") 정지 원을 시행한다; 이 기법은 수동적 운동과 조합이 가능하다.
- 발등에 정지 원을 시행한다.
- 발가락의 처치: 손가락 끝 바닥으로 정지 원을 시행한다.
- 발의 앞면에 **부종의 시술**(☞ 6.1). 처치부분을 양손을 고리로 만들어 잡고 부종을 매우 천천히 몸쪽의 방향으로 민다(보더가 말하는 "lac lymphatique").

7. 다시 시행

상태에 따라서 한다.

8. 에플루라지로 마무리한다.

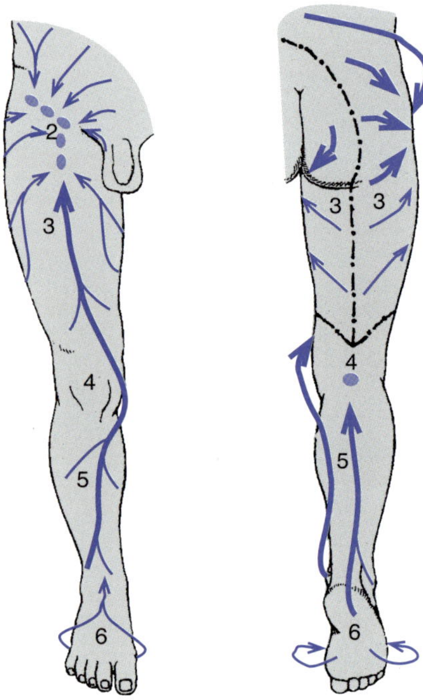

그림 10.12 다리의 처치 모식도(숫자는 본문에 열거한 기법번호를 가리킨다) [M 122]

11 복합 물리치료 (PCD)

11.1 일반적인 것

CD의 일환으로서
- DLM
- 압박처치
- 위생처치와 피부의 관리
- 울체해소운동
- 경우에 따라서는 물리 치료

DLM은 전체적 **처치개념**의 일부이며 PCD는 **2단계**로 시행한다. 림프부종의 치료에는 아래의 것도 필요하다.

- 압박처치(그 효과와 하는 방법에 대해서는 아래를 참조)
- 위생처치와 피부의 케어
- 울체해소운동 그리고 경우에 따라서는,
- 더욱 강한 물리치료적인 처치

제1단계:
DLM을 매일 시행하고 압박붕대를 매일 교환한다.

제1단계, 울체해소의 단계에서는 매일 처치를 하고 압박붕대를 매일 교체한다. 진행된 림프부종의 경우는 몸을 고정한 상태에서 이 집중처치를 시행하는 경우가 많다. 또한 이 단계에서 환자는 자기가 붕대를 감는 것을 학습한다. 왜냐하면 자기치료는 제2단계에서의 중요한 요소이기 때문이다. 자기가 붕대를 감을 수 있다는 것은 환자를 자립시켜 책임감을 갖게 한다.

림프붕대를 감는 방법은 마사지사 · 물리치료사의 기술습득 때에 학습한다. 압박처치에 대해 여기서는 그 실시방법의 측면에서만 이야기한다.

제 II 단계:
DLM을 1~2회/주
주문제작한 압박 스타킹

보존의 단계라 불리는 **제2단계**에서는 주문제작한 압박 스타킹을 신으면(경우에 따라서는 붕대도 계속한다) 울체해소의 제1단계의 효과를 유지하고 때로는 그것을 높일 수도 있다. 이 단계에서는 주 1, 2회의 DLM으로 충분하다.

11.2 압박처치의 방법과 효과

실질 한외여과압력의 저하

붕대나 스타킹으로 압력을 가하면 사이질(간질) 압력이 높아지고 스탈링의 균형이 개선된다. 실질 한외여과압력이 저하하면 생산되는 한외여과액이 감소한다(☞ 그림 11.1).

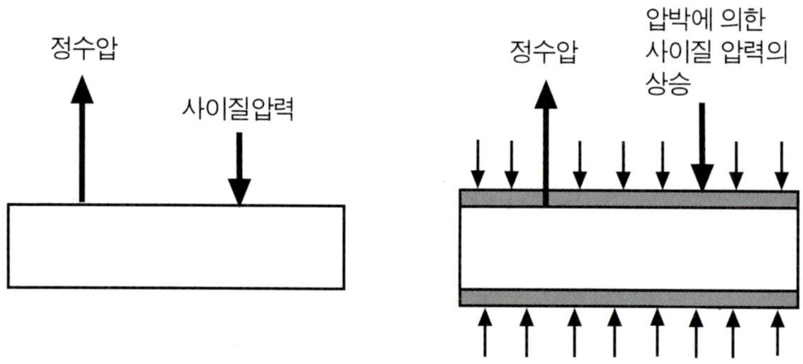

그림 11.1 붕대의 실질 여과압력에 걸리는 압력의 작용 [M 122]

정맥과 림프 흐름의 가속과 증가

혈관의 직경이 작아지면 흐름이 가속된다. 혈관의 직경을 작게 하는 것만으로 보충치료를 하지 않아도 붕대를 감는 것만으로 정맥흐름의 속도가 1.5배 올라간다. 혈전증의 예방에 매우 좋은 작용이지만, 그것만이 아니라 동시에 림프 유량도 증가한다. 정맥의 팽창부분은 팽팽해지고 또한 판막부전의 개선이 관찰된다(림프관에서도 마찬가지의 것이 일어날 것이지만 그것은 아직 증명되어 있지 않다) (☞ 그림 11.2).

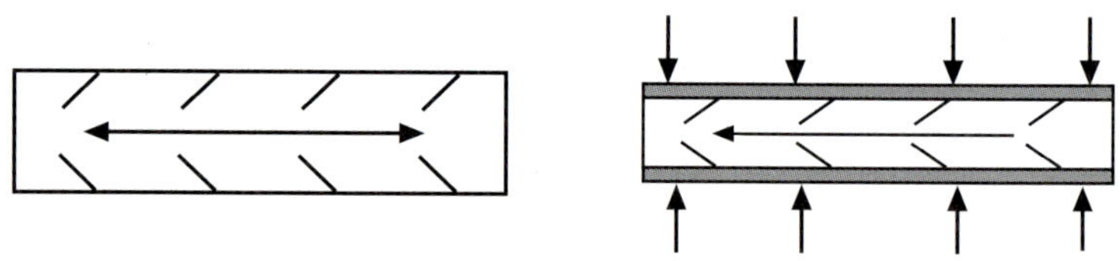

그림 11.2 압박작용에 의한 림프관 직경의 축소 [M 122]

근육펌프의 개선

부종이 흡수되면 피부는 그 수축력을 상실하여 이완한다. 따라서 순응도(compliance)(신장성)가 비교적 높아진다. 붕대(그리고 그 후에 신는 압박 스타킹)만이 정맥의 되돌아옴을 효과적으로 촉진하는데 필요한 저항을 근육펌프에 가할 수 있다.

압박처리를 하면 "장딴지근(비복근)의 수축" 때에 방출량의 증가가 있고 게다가 "정맥의 굄"이 감소한다. "근육의 수축" 때에 일어나는 압력은 계속 저하하여 장딴지근 정맥 중의 압력은 마이너스로도 될 수 있다. 더욱이 (근막의) 얕은정맥의 압력은 높아지고 혈액은 (관통)정맥을 지나 깊은 층으로 향한다. 그리고 정맥계 전체의 압력이 저하한다. 또한 플러스의 효과에 의해서 집합림프관의 림프 수송(림프관분절의 운동성)이 활발해지는 것을 볼 수 있다.

처치효과의 유지

압박처치는 림프배액이나 환부 쪽 팔다리를 높게 함으로써 이동시킨 액의 되돌아옴을 방해한다. 이와 같이 붕대는 처치효과를 유지한다.

재흡수 면적의 확대

림프순환의 국소적 장애(예컨대, 외상 후의 부종이나 혈종)의 처치에 있어서 압박처치는 부종을 분산시키는 즉, 재흡수의 면적을 확대할 수 있다.

섬유질이 된 조직의 유연화

붕대에 패킹을 하면, 림프의 울체(림프 체류섬유증)에 의한 섬유의 경화를 유연하게 할 수 있다.

11.3 진찰

소견을 얻기 위한 진찰은 기왕력의 청취와 시진 및 촉진(AIP)에 의해서 시행되고 다음의 목적을 위해 유용하다.

- 목적에 입각한 환자와의 관계를 만들어 신뢰의 기반을 확립한다.
- 진료 개념에 따라서 중요한 데이터를 수집하여 정리한다.
- 얻어진 정보를 머리 속에 정리하고 조립하여 전체상을 형성한다. 그리고 이 전체상이 처치목표를 설정하고 나아가서는 처치성적을 평가하는 기초가 된다.

즉, 진찰이란 처치계획을 세워 정확한 처치과정을 결정하는 것이다. KPE(복합적 물리적 울체 제거치료)에 의해서 처치하는 질병상은 내과 영역의 중증의 질환을 합병하고 있는 일이 매우 많다. 예컨대, 림프부종은 흔히 암 치료의 속발증이다.

시술자는 만성질환 환자를 일반적으로 비교적 장기간에 걸쳐서 처치하기 때문에 심부전이나 급성염증 또는 암의 재발 등을 시사하는 징후를 인지하고 적당한 시기에 의사와 상담하도록 한다.

더욱이, 의사교육에서는 당연한 것이지만, ML(림프배액 기법)치료의 정확한 실시방법에 대해서 가르칠 수는 없다. 따라서 환자를 소개받는 의사는 예컨대, 다리의 처치에는 배나 목의 치료도 포함된다는 것이나, 그 때에 주의해야 할 금기 등에 대해서는 알 수 없다.

아래의 진찰표(그림 11.3)는 일상진료에서 효과적으로 사용되고 있으나 완벽한 것을 의도한 것은 아니다(상세한 진찰도 계속되는 4주간의 교육과정의 교과에 포함된다).

그러나 이 진찰표가 실제로 림프부종 환자의 소견을 얻기 위해 유용하다는 것은 확실하다. 이것에 의해서 얻어진 소견에 대해서는 항상 계속해서 의료종사자 또는 치료의사와 협의한다.

여기서는 지면사정상 진찰 때의 일반적 유의사항(예컨대, 촉진은 따뜻한 손으로 시행하는, 시진 때는 환자에게 가급적 전신나체가 되도록 하는 등)에 관한 상세한 것은 이미 알고 있는 사항이라 생각하여 생략한다.

림프배액과 복합 물리치료용 관찰 차트		
이름:		
진단:	진찰	실시자:
처방:		실시일:
부종과 관계되는 기왕력		
어떤 **외과수술**을 받았는가, 수술시기와 그 이유는?		
방사선 치료는?	네 ○	아니요 ○
기타의 **치료**는?		
최초의 **부종**은 언제? 어디에 나타났는가? 발병의 요인은? 단독(erysipelas)? 재발성?		
부종의 변화와 이미 받고 있는 치료는?		
현재 무엇이 가장 문제로 되어있는가? – 구체적인 장애는?		
주관적인 의견: 환자는 부종을 어떻게 느끼고 있는가?		

부종의 상태(시진 · 촉진 결과의 항목도 본다)		
피부의 악화는? 딱딱한 정도 – 눌린 자국의 유무는? 림프성 섬유증은?		
"Stemmer 징후" 는? 부종의 먼쪽(다리의 아래/아래팔)의 상태는? 중앙의 팽창? 대응하는 명치부위(상복부)에 피부의 이완은? ○ 부종 "단일형" ○ 혼합형(정맥류, 지방종, 부종성 · 반복성 · 원발성증후군)		
합병증(흉터, 역류성림프유출, 피부의 병변부위, 진균, 습진, 손톱의 변화, 궤양은?)		
방사선성 병변부위의 시진, 촉진을 할 수 있습니까?	네 ○	아니요 ○
악성화 징후는? 곁정맥(측부정맥)? 촉지 가능한 의심스런 림프절은? 목-봉우리 사이의 간격은? 빗장위오목이 파묻혀 있는가? 통증, 감각장애는? 부전마비/마비는? 피부의 변화는? 색깔의 변화는?		
"대강 살펴본 부위" 에서의 특기사항		
머리와 목	네 ○	아니요 ○
가슴과 등면	네 ○	아니요 ○
유방	네 ○	아니요 ○
배(복부)	네 ○	아니요 ○
환자는 **다른 질병**을 앓고 있습니까? 약을 복용하고 있습니까? 여성의 경우: 생리에 관한 병력을 간단히 확인		

시진 · 촉진의 결과 – 처치방침 결정

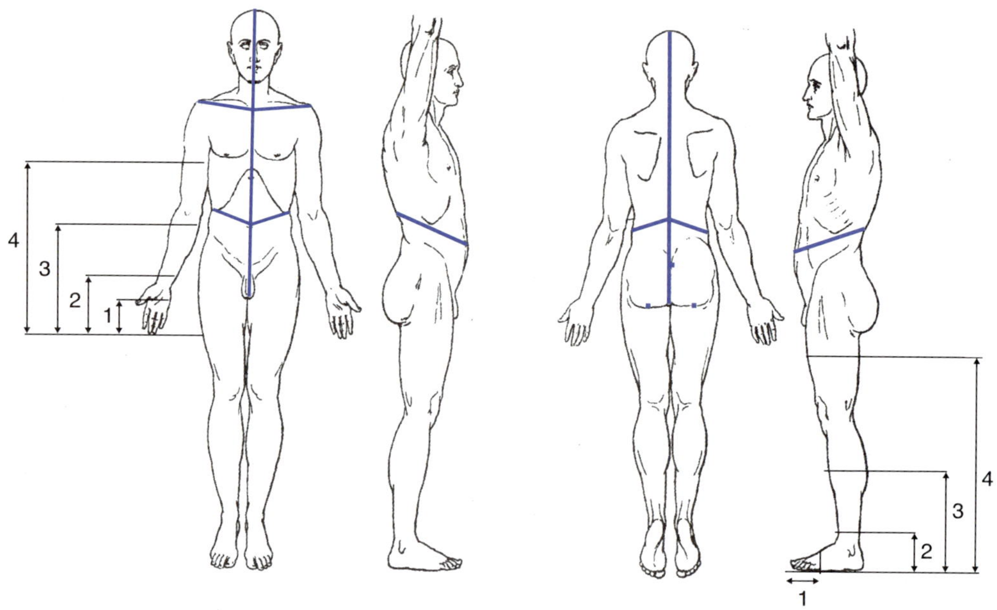

부종의 변화 (둘레길이 측정)

	거리 (㎝)	날짜 (좌)	날짜 (우)	날짜 (좌)	날짜 (우)	날짜 (좌)	날짜 (우)	날짜 (좌)	날짜 (우)
포인트 1 (손, 발)	엄지발가락/가운데손가락에서부터								
포인트2 (발목/손목관절)	발꿈치/가운데손가락에서부터								
포인트3 [가장 두꺼운 부분 (정강이/팔)]	발꿈치/가운데손가락에서부터								
포인트4 [가장 두꺼운 부분 (정강이/팔)]	발꿈치/가운데손가락에서부터								
체중									
시간									

기능의 상태		
이환된 관절의 **운동범위**(능동과 수동)		
동작개요/돌보는 자세/피하는 동작/근육긴장		
"일상동작": 무엇을 할 수 있는가? 무엇을 할 수 없는가? 왜? 무엇이 문제가 되는가? 기능부전은 있는가? 처치 때의 필요한 체력의 부족은?		
처치방침		
사전에 **진통 처치**를 해둘 필요가 있는가?	네 ○	아니요 ○
울체 제거 또는 유지의 **단계**가 필요한가? 부종의 심각성의 정도는? 압박 스타킹의 "상태"는?		
자기붕대는 할 수 있는가? 자기 ML은 할 수 있는가?	네 ○ 네 ○	아니요 ○ 아니요 ○
부종의 환자를 위한 조언 리스트를 알고 있는가?	네 ○	아니요 ○
기타의 처치목표(체력부족, 가동성의 감소 등)?		
담당의사에게 정기적으로 지시를 요청할 필요성은?	네 ○	아니요 ○
대화에 의한 처치목표의 결정		
환자와 목표를 정하고, 그것을 문서로 하여 처치가 종료하면 성과를 평가한다.		

그림 11.3 림프 배액기법과 복합 물리치료 차트 [M 122]

11.4 PCD의 일환인 기타의 물리치료

가온

충혈은 항상 림프가 괴는 것을 증대시킨다. 이 때문에 진흙요법(Fango) 또는 Moor법 등에서 부종영역(대응하는 복부 전체도)을 가온하는 것은 금기이다. 더욱이 온도가 약 41°를 초과하면 림프 유량/시간이 감소한다.

우리들의 경험에 따르면 부종영역 이외에서는 국소적 가온에 의해서 병상이 악화하는 일은 없다. 겨드랑이림프절 제거 후의 2차성 팔의 림프부종을 발병한 여성 환자의 사례에서는 등뼈(흉추)영역이나 울체를 수반한 환부쪽 팔다리에서 온찜질은 금기이다. 이에 반해서 허리뼈(요추)영역에 상태변화가 있는 경우에는 국소적 온찜질은 금기가 되지 않는다. 마찬가지로 사우나나 온욕, 온천 등에 의한 전신의 가온도 금기이다.

냉각

저온치료는 스포츠물리치료 중의 확립된 치료법이다. 그러나 냉각에서부터 치료를 시행하기까지에는 항상 약 20분 이상의 휴식을 넣는다. 다만 팔다리 림프부종의 처치에서는 저온에 의해서 림프관 운동성이 저하하기 때문에 냉각치료는 적응이 되지 않는다.

적응이 되는 경우에는 (교감신경성퇴행위축 등) 응유붕대 등도 사용해서 가벼운 냉각을 시행할 수 있다.

물치료

물치료(hydrotherapy)는 특히 정맥성 다리질환의 치료에서 효과적이지만, 팔다리 림프부종의 처치에서는 반드시 적응이 되는 것은 아니다. 수온은 22°에서부터 최고 30°까지로 하고 수영〔정수압(hydrostatic pressure)〕, 나아가서는 이른바 수중조깅(aqua-jogging)을 시행하는 것이 효과적이다.

전기치료

심한 충혈과 그것에 의한 림프가 괴는 것이 증대하는 것 때문에 직류를 사용한 수압전기전신욕은 금기이다.

그러나 초음파나 간섭전류 또는 TENS(피부경유 전기신경자극)는 적절한 적응에서 사용할 수 있다.

마사지

이른바 "고전적 마사지" 및 결합조직 마사지는 부종영역 및 대응하는 복부영역에서는 금기이다. 이에 반해서 Marnitz요법은 지장이 없다.

환자체조/특이적 물리치료

림프관 또는 정맥질환에서는 운동제한이나 근육쇠약이 이미 인지되는 경우에는 항상 이들의 치료도 동시에 시행하고, 울체 제거치료에서 연계되는 근육 전체 및 모든 관련 관절에 대해서도 효과적인 치료를 하도록 한다.

수중운동치료

운동은 근육펌프 및 림프 운반을 촉진하기 때문에 KPE/PCD의 주요한 요소이다.

이 방법에서는 수온이 중요하다. 많은 경우 수영장의 수온은 높다 해도 고작 32°를 초과하는 정도이며 운동기관의 질환이 있는 환자에게는 이 정도가 적당한 온도이다. 수온이 32° 이하라면 부종의 악화의 "유발요인"으로는 거의 되지 않지만, 이것을 초과하면 거의 반드시 유발요인이 된다. 따라서 온천 등에서 고온에 의한 온욕은 피한다.

기타의 치료법

초음파는 충혈을 야기하는 일은 거의 없기 때문에 림프부종에서는 금기가 되지 않는다. 초음파에는 "마이크로마사지 효과"가 있으므로 섬유화의 보조치료에 적합하다고 생각되고 적어도 위험성은 없다.

주의해야 할 치료법으로서 바이에른주의 2명의 물리치료사가 개발한 전기교환 영역이 발생하는 "**HIVAMAT**"를 열거할 수 있다. 이 방법에서는 환자와 시술자가 전기회로로 연결되어 있으나, 시술자는 절연장갑을 사용하기 때문에 환자에게 흐르는 전류와는 절연이 된다. 특히 림프관운동에 양호한 영향을 미치는 저주파영역에서의 다양한 주파를 조절할 수 있다.

다만 이 방법이 실제로 효과적이라는 것은 아직 증명되어 있지 않으며, 경험적 보고밖에는 발표되어 있지 않기 때문에 최종적 평가는 아직 내릴 수 없다. 이른바 **림프 테이핑**에 대해서도 마찬가지이다.

찾아보기